读经典 学养生

YIN
SHI
XU
ZHI

饮食须知

元——

贾铭 著

中国医药科技出版社

主 编

张小勇

刘丹彤

内容提要

本书共八卷，将人类常用食物分为水火、谷、菜、果、味、鱼、禽、兽八类，重点介绍了 360 种食物，另附几种食物有毒、解毒、收藏之法，全书详细论述了这些食物的性味、相宜、相忌、相反、相杀的关系，过食某些食物导致的病症与危害等。本书是一本颇具特色的专论饮食宜忌的养生古籍，对日常生活有一定的指导作用，可供中医爱好者参考。

图书在版编目（CIP）数据

饮食须知 / （元）贾铭著；张小勇，刘丹彤主编. — 北京：中国医药科技出版社，2017.7
（读经典　学养生）
ISBN 978-7-5067-9166-3

Ⅰ. ①饮… Ⅱ. ①贾… ②张… ③刘… Ⅲ. ①食物疗法－中国－元代 Ⅳ. ①R247.1

中国版本图书馆CIP数据核字(2017)第054281号

饮食须知

美术编辑　陈君杞
版式设计　大隐设计

出版　中国医药科技出版社
地址　北京市海淀区文慧园北路甲 22 号
邮编　100082
电话　发行：010-62227427　邮购：010-62236938
网址　www.cmstp.com
规格　787 × 1092mm $^1/_{32}$
印张　6 $^1/_2$
字数　85 千字
版次　2017 年 7 月第 1 版
印次　2017 年 7 月第 1 次印刷
印刷　北京九天众诚印刷有限公司
经销　全国各地新华书店
书号　ISBN 978-7-5067-9166-3
定价　16.00 元
版权所有　盗版必究
举报电话：010-62228771
本社图书如存在印装质量问题请与本社联系调换

丛书编委会

本书编委会

主　编

张小勇　刘丹彤

副主编

陈子杰　宋慧荣　罗亚敏

出版者的话

  中医养生学有着悠久的历史和丰富的内涵，是中华优秀文化的重要组成部分。随着人们物质文化生活水平的不断提高，广大民众越来越重视健康，越来越希望从中医养生文化中汲取对现实有帮助的营养。但中医学知识浩如烟海、博大精深，普通民众不知从何入手。为推广普及中医养生文化，系统挖掘整理中医养生典籍，我社精心策划了这套"读经典 学养生"丛书，从浩瀚的中医古籍中撷取20种有代表性、有影响、有价值的精品，希望能满足广大读者对养生、保健、益寿方面知识的需求和渴望。

  为保证丛书质量，本次整理突出了以下特点：①力求原文准确，每种古籍均遴选精善底本，加以严谨校勘，为读者提供准确的原文；②每本书都撰写编写说明，介绍原著作者情况，该书主要内容、阅读价值及其版本情况；③正文按段落注释疑难字词、中医术语和各种文化常识，便于现代读者阅读理解；④每本书都配有精美插图，让读者在愉悦的审美体验中品读中医养生文化。

需要提醒广大读者的是，对古代养生著作中的内容我们也要有去粗取精、去伪存真的辩证认识。"读经典 学养生"丛书涉及大量的调养方剂和食疗方，其主要体现的是作者在当时历史条件下的养生方法，而中医讲究辨证论治、因人而异，因此，读者切不可盲目照搬，一定要咨询医生针对个体情况进行调养。

中医养生文化博大精深，中国医药科技出版社作为中央级专业出版社，愿以丰富的出版资源为普及中医药文化、提高民众健康素养尽一份社会责任，在此过程中，我们也期待读者诸君的帮助和指点。

中国医药科技出版社

2017 年 3 月

总序

　　养生（又称摄生、道生）一词最早见于《庄子》内篇。所谓生，就是生命、生存、生长之意；所谓养，即保养、调养、培养、补养、护养之意。养生就是根据生命发展的规律，通过养精神、调饮食、练形体、慎房事、适寒温等方法颐养身心、增强体质、预防疾病、保养身体，以达到延年益寿的目的。纵观历史，有很多养生经典著作及专论对于今天学习并普及中医养生知识，提升人民生活质量有着重要作用，值得进一步推广。

　　中医养生，源远流长，如成书于西汉中后期我国现存最早的医学典籍《黄帝内经》，把养生的理论和方法叫作"养生之道"。又如《素问·上古天真论》云："上古之人，其知道者，法于阴阳，和于术数，食饮有节，起居有常，不妄作劳，故能形与神俱，而尽终其天年，度百岁乃去。"此处的"道"，就是养生之道。

需要强调的是，能否健康长寿，不仅在于能否懂得养生之道，更为重要的是能否把养生之道贯彻应用到日常生活中去。

此后，历代养生家根据各自的实践，对于"养生之道"都有着深刻的体会，如唐代孙思邈精通道、佛之学，广集医、道、儒、佛诸家养生之说，并结合自己多年丰富的实践经验，在《千金要方》《千金翼方》两书中记载了大量的养生内容，其中既有"道林养性""房中补益""食养"等道家养生之说，也有"天竺国按摩法"等佛家养生功法。这些不仅丰富了养生内容，也使得诸家传统养生法得以流传于世，在我国养生发展史上，具有承前启后的作用。

宋金元时期，中医养生理论和养生方法日益丰富发展，出现了众多的养生专著，如宋代陈直撰《养老奉亲书》，元代邹铉在此书的基础上继增三卷，更名为《寿亲养老新书》，其特别强调了老年人的起居护理，指出老年之人，体力衰弱，动作多有不便，故对其起居作息、行动坐卧，都须合理安排，应当处处为老人提供便利条件，细心护养。在药物调治方面，老年人气色已衰，精神减耗，所以不能像对待年轻人那样施用峻猛方药。其他诸如周守忠的《养生类纂》、李鹏飞的《三元参赞延寿书》、王珪的《泰定养生主论》等，也均为养生学的发展做出了不同程度的贡献。

明清之际，先后出现了很多著名养生学家和专著，进一步丰富和完善了中医养生学的内容，如明代高濂的《遵生八笺》从气功角度提出了养心坐功法、养肝坐功法、养脾坐功法、养肺坐功法、养肾坐功法，又对心神调养、四时调摄、起居安乐、饮馔服食及药物保健等方面做了详细论述，极大丰富了调养五脏学说。清代尤乘在总结前人经验的基础上编著《寿世青编》一书，在调神、饮食、保精等方面提出了养心说、养肝说、养脾说、养肺说、养肾说，为五脏调养的完善做出了一定贡献。在这一时期，中医养生保健专著的撰辑和出版是养生学史的鼎盛时期，全面地发展了养生方法，使其更加具体实用。

综上所述，在中医理论指导下，先哲们的养生之道在静神、动形、固精、调气、食养及药饵等方面各有侧重，各有所长，从不同角度阐述了养生理论和方法，丰富了养生学的内容，强调形神共养、协调阴阳、顺应自然、饮食调养、谨慎起居、和调脏腑、通畅经络、节欲保精、益气调息、动静适宜等，使养生活动有章可循、有法可依。例如，饮食养生强调食养、食节、食忌、食禁等；药物保健则注意药养、药治、药忌、药禁等；传统的运动养生更是功种繁多，如动功有太极拳、八段锦、易筋经、五禽戏、保健功等，静功有放松功、内养功、强壮功、意气功、真气运行法等，动静结合功有空劲功、形神桩等。无论选学哪种功法，只要练功得法，持之以恒，都可收到健身防病、益寿延年之效。针灸、按摩、推拿、拔火罐等，也都方便易行，效果显著。诸如此类的方法不仅深受我国人民喜爱，而且远传世界各地，为全人类的保健事业做出了应有的贡献。

本套丛书选取了中医药学发展史上著名的养生专论或专著，加以句读和注解，其中节选的有《黄帝内经》《备急千金要方》《千金翼方》《闲情偶寄》《遵生八笺》《福寿丹书》，全选的有《摄生消息论》《修龄要指》《摄生三要》《老老恒言》《寿亲养老新书》《养生类要》《养生类纂》《养生秘旨》《养性延命录》《饮食须知》《寿世青编》《养生三要》《寿世传真》《食疗本草》。可以说，以上这些著作基本覆盖了中医养生学的内容，通过阅读，读者可以在品味古人养生精华的同时，培养适合自己的养生理念与方法。

当然，由于这些古代著作成书年代所限，其中难免有些糟粕或者不合时宜之处，还望读者甄别并正确对待。

翟双庆

2017 年 3 月

　　《饮食须知》属食疗本草著作，作者贾铭，元代养生家，字文鼎，自号华山老人，浙江海宁人。其一生注重饮食养生，元亡明初，贾铭已过百岁，受明太祖朱元璋召见，问其养生与长寿之道，贾铭回答：关键在于谨慎地对待饮食。并把自己的著作《饮食须知》献给朱元璋。最终贾铭寿逾期颐，卒年约一百零二岁。

　　《饮食须知》自序中提到写这本书的目的在于使重视养生的人在"日用饮食中便于检点"，共八卷，将人类常用食物分为水火、谷、菜、果、味、鱼、禽、兽八类，重点介绍了 360 种食物，另附几种食物有毒、解毒、收藏之法，全书详细论述了这些食物的性味、相宜、相忌、相反、相杀的关系，过食某些食物导致的病症与危害等。

本书是一本颇具特色的专论饮食宜忌的养生古籍，既有传承古书的记载，亦有作者亲身实践获得的知识与经验，可作为研究食疗药膳和饮食养生的参考文献，对人们的日常生活有一定的指导作用。它与许多古籍一样，夹杂着不少传说，应该有选择有批判性地参考。

全书分为原文和注释两部分，原文以《丛书集成初编》版本，对于原木中疑为错字或别字之处，不予改动，在注释中说明。文中的难字、僻字、异读字均标上现代汉语拼音。异体字、通假字、避讳字、疑难字词以及中医学上比较晦涩难懂的名词术语，首次在文中出现者，都一一予以注释。注释评析中的不当之处，敬请读者批评指正。

编者

2017 年 2 月

序

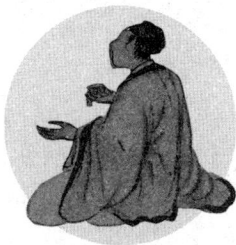

【原文】

　　饮食，借以养生，而不知物性有相反相忌，丛①然杂进，轻则五内不和，重则立兴②祸患，是养生者亦未尝不害生也。历观诸家本草疏注，各物皆损益相半③，令人莫④可适从。兹⑤专选其反、忌，汇成一编，俾⑥尊生者日用饮食中便于检点⑦耳。

　　华山老人识⑧。

【注释】

①丛：指多种多样。

②兴：产生、发生。

③半：指各占一半。

④莫：不能。

⑤兹：目前、当前。

⑥俾：使。

⑦检点：指查阅、查检。

⑧识：记。

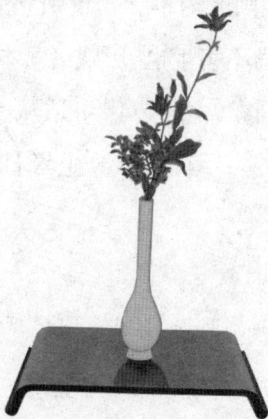

目录

卷二　谷类

卷二　菜类

卷四　果类

卷五　味类

卷六　鱼类

卷七　禽类

卷八　兽类

水火

卷一

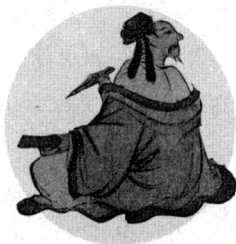

【原文】

天雨水

味甘淡，性冷。暴雨不可用，淫雨及降注雨谓之潦水^①，味甘薄。

立春节雨水

性有春升始生之气。妇人不生育者，是日夫妇宜各饮一杯，可易得孕。取其发育万物之义也。

1

梅雨水

味甘，性平。芒种后逢壬②为入梅，小暑后逢壬为出梅，须淬③入火炭解毒。此水入酱易熟，沾衣易烂，人受其气生病，物受其气生霉，忌用造酒、醋。浣垢如灰汁，入梅叶煎汤，洗衣霉，其斑乃脱。

液雨水④

立冬后十日为入液，至小雪为出液。百虫饮此皆伏蛰，宜制杀虫药饵，又谓之药雨。

【注释】

①淫雨：淫，霖也；指持续不断的雨。注雨：注，灌也；指暴雨。潦水：落水过多而积在地面的水。

②壬：妊也，阳气潜伏地中，万物怀妊，是天干中的第九位。

③淬：锻制刀剑金属器具时，将烧红了的金属器具浸入水、油或其他液体中，急速冷却。

④液雨水：立冬后十日为入液，至小雪为出液，在立冬和小雪之间得雨称液雨。

【原文】

腊雪水

味甘，性冷。冬至后第三戊为腊①，密封阴处，数年不坏。用此水浸五谷种，则耐旱不生虫。酒席间则蝇自去。淹②藏一切果食，永不虫蛀。春雪③日久则生虫，不堪用。亦易败坏。

冰

味甘，性大寒。止④可浸物。若暑月食之，不过暂时爽快，入腹令寒热相激，久必致病。因与时候⑤相反，非所宜也。服黄连、胡黄连、大黄、巴豆者忌之。

【注释】

①腊：祭祀名。古时腊祭之日，称为腊日，后泛指农历十二月称为腊月。

②淹：浸泡。

③春雪：春雨水。

④止：仅仅。

⑤时候：指季节、节候。

3

露水

味甘，性凉。百花草上露皆堪[1]用。秋露取之造酒，名秋露白，香冽[2]最佳。凌霄花上露，入目损明。

半天河水

即竹篱头及空树穴中水也，久者防有蛇虫毒。

屋漏水

味苦，性大寒，有大毒。误饮生恶疮[3]。滴脯肉[4]中，人误食之，成瘕[5]。又檐下雨水，入菜有毒，亦勿误食。

冬霜

味甘，性寒。收时用鸡羽扫入瓶中，密封阴处，久留不坏。

冰雹水

味咸，性冷，有毒。人食冰雹，必患瘟疫风癫⑥之证。酱味不正⑦，取一二升纳瓮⑧中，即还本味。

【注释】

①堪：即能够。

②洌：当作"洌"，指酒水清爽可口。

③恶疮：病名。指脓液多且严重而顽固的外疡。

④脯肉：泛指一切肉食。

⑤瘕（jiǎ）：病证名，指妇女腹部结硬块或腹中生寄生虫的疾病。

⑥风癫：病名，五癫之一，即痫证，见《诸病源候论》卷二。多因气血亏虚，邪入阴经；或在胎时母卒受惊，精气并居所致。发病时扑地吐涎沫，无所觉，眼目相引，声如羊鸣。

⑦正：指好的一方。

⑧瓮：一种盛水和酒的容器。

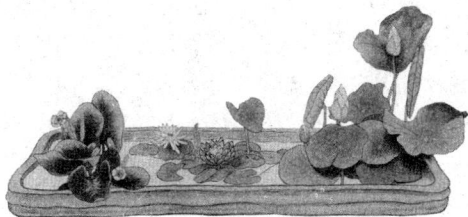

【原文】

方诸水

味甘，性寒，一名明水。方诸①以铜锡相半所造，谓之鉴燧之剂②。非蚌非金石。摩③热向月取之，得水二三合④，似朝露。

千里水

即远来活水。从西来者，谓之东流水，味甘，性平。顺流水，其性顺遂而下流。急流水，其性急速而下达。逆流水，其性洄澜⑤倒逆而上行。劳水，即扬泛水，又谓之甘澜水。用流水二斗，置大盆中，以杓⑥高扬千万遍，有沸⑦珠相聚，乃取煎药。盖水咸而体重，劳⑧之则甘而轻。

【注释】

①方诸：《淮南子》："方诸见月，则津而为水"，指古代在月下承露取水的器具。

②鉴燧：古代取火和取水的器具。

③摩：指接触、擦。

④合：容量单位。10 勺等于 1 合，10 合等于 1 升。

⑤澜：指波浪、大浪。

⑥杓（sháo）：通"勺"，舀水或其他液体的器具。

⑦沸：波涌的样子。

⑧劳：通"捞"。

【原文】

井水

味有甘、淡、咸之异，性凉。凡井水远从地脉①来者，为上。如城市人家稠密，沟渠污水杂入井中者，不可用。须煎滚②澄清，候③碱秽下坠，取上面清水用之。如雨混浊，须擂④桃、杏仁，连汁投入水中搅匀，片时，则水清矣。《易》曰：井泥不食。慎之！凡井以黑铅为底，能清水散结，人饮之无疾。入丹砂镇之，令人多寿。平旦第一汲⑤为井华水，取天一真气浮于水面，煎滋阴剂及炼丹药用。阿井⑥水味甘咸，气清性重。

【注释】

①地脉：地底下的水脉。

②煎滚：指煮沸。

③候：等待、等到。

④擂：研磨。

⑤汲：从井中取水。

⑥阿井：古东阿县之井。井水清冽甘美，用以煮胶，称为阿胶——历史上因生产正宗阿胶而得名阿胶井，故称"阿井"。传说此井为泉，系济水潜流所注，旧泉有九孔，泉窟中住着九条青色蛟龙，故也称"阿龙井"。

【原文】

节气水

一年二十四节气，一节主半月，水之气味随之变迁。天地气候相感，非疆域之分限。正月初一至十二日，以一日主一月。每旦取初汲水，瓶盛，秤轻重，重则主①此月雨多，轻则主此月雨少。立春、清明二节贮水，曰神水，宜制丸散药酒，久留不坏。谷雨水取长江者良，以之造酒，储久，色绀②味冽。端午日午时取水，合丹丸药有效。五月五日午时有雨，急伐竹竿，中必有神水，沥取为药。小满、芒种、白露三节内水，并有毒，造药酿酒醋及一切食物，皆易败坏。人饮之，亦生脾胃疾。立秋日五更井华水，长幼各饮一杯，却③疟痢百病。寒露、冬至、小寒、大寒四节及腊日水，宜浸造滋补丹丸药酒，与雪水同功。

【注释】

①主：预示着。

②绀（gàn）：微红带深青的颜色。

③却：预防之意。

【原文】

山岩泉水

味甘，性寒。凡有黑土、毒石、恶草在上者勿用。瀑涌激湍之水，饮令人颈疾。昔浔阳，忽一日城中马死数百，询之，因雨泻出山谷蛇虫毒水，马饮之而死。

乳穴水

味甘，性温。秤之，重于他水，煎之，似盐花起①。此真乳穴液也。取饮与钟乳石同功。山有玉而草木润，近山人多寿，皆玉石津液之功所致。

温泉

味辛，性热。不可饮。下有硫黄作气②，浴之袭人肌肤。水热者，可燖③猪羊毛，能熟蛋。庐山有温泉池，饱食方浴，虚人忌之。新安黄山朱砂泉，春时水即微红色，可煮茗④。长安骊山岩⑤石泉，不甚作气。朱砂泉虽微红，似雄黄而不热。有砒石处汤泉，浴之有毒，慎之。

海水

性凉，秋冬味咸，春夏味淡。碧海水味咸，性微温，有小毒。夜行海中，拨之有火星者，咸水也。其色碧，故名碧海。盐胆水即盐卤，味咸苦，有大毒。凡六畜饮一合即死，人饮亦然。今人用之点豆腐，煮四黄钎⑥物。服丹砂者忌之。

【注释】

①起：出现。

②作：产生。

③燖（qián）：方言，用开水烫后去毛。

10

④茗：此指茶叶。

⑤礜（què）：为硫化物类矿物毒砂的矿石。

⑥釬（hàn）：即镡，戈矛戟等古代兵器之杆柄下端的圆锥形的金属套。

【原文】

古冢①中水

性寒，有毒，误食杀人。粮罂②中水，味辛，有毒，乃古冢中食罂中水也。洗眼见鬼，多服令人心闷。

磨刀水

洗手令生癣。

地浆

掘地作坎③，以新汲水沃④，搅令浊，少顷，澄清，服之解中毒烦闷，及一切鱼肉果菜菌毒。

【注释】

①古冢：指古人的坟墓。

②罂（yīng）：古代大腹小口的容器。

③坎：低陷不平的地方。

④沃：灌溉。

【原文】

浆水

炊粟米，热，投冷水中，浸五六日成此水，浸至败①者，损人。同李食，令霍乱②吐利。醉后饮，令失音③。妊妇食之，令儿骨④瘦，水浆尤不可多饮，令绝产。

齑水⑤

味酸咸，性凉。能吐痰饮宿食，妇人食多绝产。

甑气水⑥

味甘咸。知疮所在，能引药至患所。

熟汤

煎百沸者佳。勿用滚热汤漱口，损齿。病目人勿用热汤沐浴，助热昏目。冻僵人勿用热汤濯⑦手足，脱指甲。勿用铜器煎汤，人误饮损声。勿饮半滚水，令人发胀，损元气⑧。

生熟汤

冷水滚汤相和者，又谓之阴阳水。凡人大醉及食瓜果过度，以生熟汤浸身，其汤皆作酒气瓜果味。《博物志》⑨云：浸至腰，食瓜可五十枚。至颈，则无限也。未知确否。

【注释】

① 败：变质、变坏之意。

② 霍乱：病名，指呕吐腹泻。

③ 失音：指神清而声音嘶哑，甚至不能发出声音的症状。由喉部肌肉或声带发生病变而引起的发音障碍。

④ 骨：指形体、身体。

⑤ 齑（jī）水：中药名称，指黄齑菜水也。

⑥ 甑（zèng）：古代蒸饭的一种容器，底部有许多

透蒸汽的孔格，如现代的蒸笼。

⑦濯：指洗。

⑧元气：指中国古代的哲学概念，是产生和构成天地万物的原始物质。

⑨《博物志》：中国古代汉族神话志怪小说集，由西晋张华编撰，分类记载有异镜奇物、古代琐闻杂事及神仙方术。

【原文】

诸水有妻

人感天地氤氲①而产育，资禀山川之气，相为流连，其美恶寿夭，亦相关涉。金石草木，尚随水土之性，况人为万物之灵乎？贪淫有泉②，仙寿有井③，载在往牒④，必不我欺。《淮南子》⑤云：土地各以类生人。是故山气多男，泽气多女，水气多喑，风气多聋，林气多荫⑥，木气多伛⑦，下气多尰⑧，石气多力，险气多瘿，暑气多夭，寒气多寿，谷气多痹，丘气多狂，广气多仁，陵气多贪。坚土人刚，弱土人脆，垆土⑨人大，沙土人细，息土⑩人美，耗土⑪人丑，轻土多利，重土多迟。清水音小，浊水音大，湍水人轻，迟水人重，皆应其类也。又《河图括地象》⑫云：九州殊题⑬，水泉刚弱各异，青州角徵会⑭，其气慓轻，人声急，其泉酸以苦。梁州⑮商徵接，其气刚勇，人声塞，其泉苦以辛。兖、豫宫徵会，其气平静，人声端，其泉甘以苦。雍、冀商羽合，其气壮烈，人声捷，其泉甘以辛。人之形赋有浓⑯薄，年寿有短长，由水土资养之不同，验诸南北人物之可见。

【注释】

①氤氲（yīn yūn）：指阴阳二气相互交合相汇之状态。

②贪淫有泉：贪泉、淫泉均为泉名。相传人饮贪泉之水后使人贪婪，饮淫泉水后使其产生淫欲。

③仙寿有井：仙井无确定，寿井相传多处，其一在今广东高州。

④往牒（dié）：即古书、古籍之意。

⑤《淮南子》：又名《刘安子》，由西汉淮南王刘安主持撰写的一部论文集。该书是以道家思想为指导核心，综合诸子百家之学说，相合而成，是战国至汉初道家理论体系的代表作。

⑥荫（yìn）：此处应为"阴"，指林中之人体质为阴性。

⑦伛（yǔ）：驼背的、腰背弯曲的。

⑧尰（zhǒng）：足肿。

⑨垆（lú）土：黑色坚硬而质粗不黏的土壤。北魏贾思勰《齐民要术·耕田》："春，地气通，可耕坚硬强地黑垆土。"

⑩息土：指沃土。

⑪耗土：与息土相对，即贫瘠的土地。

⑫《河图括地象》：又称《河图括地象图》，古代书籍类目，是汉代谶纬之书《河图》中的一种，内容专讲地理，但里面有很多神话传说的内容。

⑬题：命名。

⑭青州角徵会：青州在东方南方交会之处。角、徵、宫、商、羽是古代的五个音阶，亦称五音。古人认为：角音属木，象征位在东方；徵音属火，象征位在南方；宫音属土，象征位在中央；商音属金，象征位在西方；羽音属水，象征位在北方。此处用角徵两个音阶代表方位，下文"商徵会""宫徵会""商羽会"均取此意。青州为古九州之一，因地处东海和泰山之间，位于中国东方，"东方属木，木色为青"，故名"青州"。

⑮梁州：古九州之一。三国时始设梁州，治所在陕西汉中。《尚书·禹贡》作："冀、兖、青、徐、扬、荆、豫、梁、雍，为九州。"

⑯浓：厚。

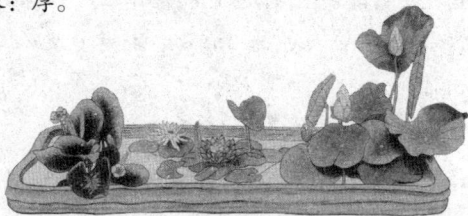

【原文】

水之有毒而不可犯者，亦所当知。水中有赤脉①不可断，井中沸溢不可饮，三十步内取青石一块投之，即止。古井、瞀井②不可入，有毒杀人，夏月阴气在下尤忌。用鸡毛试投，旋舞不下者有毒。投热醋数斗，可入。古冢亦然。古井不可塞，令人聋盲。

阴地流泉有毒，二八月行人饮之，成瘴疟，损脚力。泽中停水，五六月有鱼鳖遗精，误饮成瘕。沙河中水，饮之令人喑。两山夹水，其人多瘿。流水有声，其人多瘦。花瓶水，误饮杀人，腊梅尤甚。铜器内盛水过夜，不可饮。炊汤洗面，令人无颜色，洗体，令人生癣，洗足，令疼痛生疮。铜器上汗③误食，生恶④疽。冷水沐头，热泔沐头，并令头风，女人尤忌。经宿，水面有五色者，有毒，勿洗手。时病后浴冷水，损心胞。盛暑浴冷水，令伤寒病。汗后入冷水，令人骨痹。产后当风洗浴，发痓⑤病，多死。酒中饮冷水，令手战。酒后饮冷茶汤，成酒癖⑥。饮水便睡，成水癖。夏月远行，勿以冷水洗足。冬月远行，勿以热水濯足。小儿就瓢、瓶饮水，令语讷⑦。

17

【注释】

①赤脉：指赤色的细水流。

②眢（yuān）井：即干枯的井。眢，本指眼睛干枯失明，引申为枯竭无水可用。

③铜器上汗：指铜器上面有水珠，因空气潮湿凝结所致。

④要（yāo）：通"腰"。

⑤瘛（chì）：疑为"痓"，病名，指肌肉紧张，不自主地抽搐。

⑥癖：病名。指潜匿在两胁间的积块。中医学中分为食癖、饮癖、寒癖、痰癖、血癖等。癖者，谓僻侧在于两胁之间，有时而痛是也。

⑦语讷：指言语木讷。

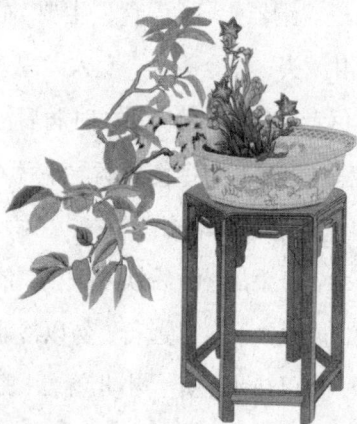

【原文】

燧火

人之资于火食者，疾病寿夭系焉。四时钻燧取新火[1]，依岁气[2]而无亢。榆柳先百木而青，故春取之。杏枣之木心赤，故夏取之。柞楢之木理白，故秋取之。槐檀之木心黑，故冬取之。桑柘之木肌黄，故季夏[3]取之。

桑柴火

宜煎一切补药，勿煮猪肉及鳅鳝[4]鱼。不可炙艾[5]，伤肌。

灶下灰火

谓之伏龙屎，不可熟[6]香祀神。

【注释】

[1]四时钻燧取新火：古时取火，因四季不同而用不同的木材。钻燧，为原始人的取火方式。

[2]岁气：指一年的气候状况。

③季夏：指夏季最后的一个月，即农历六月。

④鳝（shàn）鱼：通常指黄鳝。

⑤炙艾：指将艾草点燃。

⑥爇（ruò）：使东西着火，燃烧。

【原文】

艾火

宜用阳燧、火珠①承日取太阳真火，其次则钻槐②取火为良。若急卒难备，用真麻油灯或蜡烛火，以艾茎烧点于炷，滋润炎③疮，至愈不痛也。其戛金击石④、钻燧八木之火，皆不可用。八木者，松火难瘥⑤，柏火伤神多汗，桑火伤肌肉，柘火伤气脉，枣火伤内吐血，橘火伤营卫经络，榆火伤骨失志，竹火伤筋损目也。

【注释】

①火珠：即火齐珠，可用于对日取火。

②槐：落叶乔木，可用于做家具。

③炎：热之甚也。

④戛（jiá）金击石：指用金属敲打火石取火。戛，敲打也。

⑤瘥：指疾病痊愈。

谷类 卷二

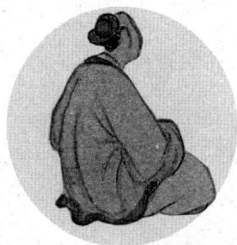

【原文】

粳米

味甘，北粳凉、南粳温。赤粳热、白粳凉、晚白粳寒。新粳热、陈粳凉。生性寒，熟性热。新米乍①食，动风气，陈米下气易消，病患尤宜。同马肉食，发痼疾②，同苍耳食，卒心痛③，急烧仓米灰，和蜜浆调服，不尔即死。大人小儿嗜生米者，成米瘕④。饭落水缸内，久则腐，腐则发泡浮水面，误食发恶疮。黄粱米，味甘，性平，其穗大毛长，不耐水旱，名曰竹根黄。
其香美过于诸粱。黄者出西洛，白者出东吴，
青者出襄阳。白青二粱，味甘，性微寒。籼米，
味甘，性温。陈廪米年久者，其性凉，炒则温。
同马肉食，发瘤疾。香稻米，味甘，性软，其
气香甜。红者谓之香红莲，其熟最早。晚者谓
之香稻米。

【注释】

①乍：突然之意。

②瘤疾：指久难治愈的疾病。

③卒心痛：病名。突然发作的心痛。由脏腑虚弱，
冷热风邪侵袭手少阴经所致。证见卒然心痛，痛
不得息。《素问·刺热篇》："心热病者，先不乐，
数日乃热，热争则卒心痛。"

④米瘕：病名。此病与《诸病源候论》所记之米症
略相同，因好食生米，食多不消，兼挟痰瘀积聚
而成。主要症状为脘腹结块固定不移，常思食生米，
其他食物难进，呕吐清水等。

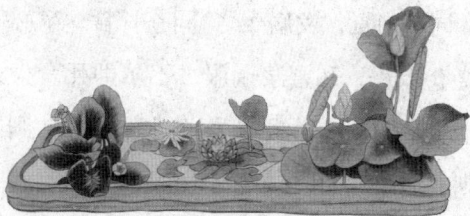

【原文】

糯米

味甘，性温。多食发热，壅[1]经络之气，令身软筋缓。久食发心悸，及痈疽疮疖中痛。同酒食之，令醉难醒。糯性黏滞难化，小儿病患更宜忌之。妊妇杂肉食之，令子不利，生疮疥、寸白虫[2]。马食之，足重。小猫犬食之，脚屈不能行。人多食，令发风动气，昏昏多睡。同鸡肉、鸡子食，生蚘[3]虫。食鸭肉伤[4]者，多饮热糯米泔可消。

【注释】

①壅：堵塞、壅滞。

②寸白虫：即绦虫的别称。因绦虫包孕虫卵的节片呈白色，长约一寸，故称。

③蚘：同"蛔"。

④食鸭肉伤：指其因食鸭肉而导致脾胃运化失常，使食物不能消化。此为伤食，主症为胸脘痞闷不舒，嗳气腐臭，恶心呕吐，泄泻。

稷米

味甘，性寒。关西谓之糜子米①，又名穄米②。早熟清香，一名高粱，即黍之不黏者。多食，发二十六种冷气病。不可与瓠子③同食，发冷病。但饮黍穰汁即瘥。又不可与附子、乌头、天雄同服，勿合马肉食。

黍米

味甘，性温，即稷之黏者。黍有五种，多食闭气。久食，令人多热烦，发痼疾，昏④五脏，令人好睡，缓筋骨，绝血脉。小儿多食，令久不能行。小猫犬食之，其脚踢⑤屈。合葵菜食，成痼疾。合牛肉、白酒食，生寸白虫。赤者，浙人呼为红莲米，又谓之赤虾米。丹黍米，味甘，性微温，多食难化。勿同蜂蜜及葵菜食。醉卧黍穰，令人生厉⑥。

【注释】

①糜（mí）：即"穄"。

②穄（jì）米：穄为一年生草本植物，即不黏的黍类，又名"糜子"，去壳后的穄子称为穄米，是一种不太常见的粮食。

③瓠子（hù）：又名甘瓠、甜瓠。被子植物门，葫芦科葫芦属下的一种，为本属植物葫芦的变种，一年生攀援草本。

④昏：本指神志不清，此为使功能降低。

⑤踢（jú）：指弯曲。

⑥厉（lài）：通"癞"，即为恶疮。

【原文】

蜀黍

味甘涩，性温。高大如芦荻，一名芦粟。黏者与黍同功，种之可以济荒，可以养畜。梢堪作帚，茎可织箔席、编篱、供爨①。其谷壳浸水色红，可以红酒。《博物志》云：地种蜀黍，年久多蛇。玉蜀黍即番麦，味甘，性平。

粟米

味咸，性微寒，即小米也。生者难化，熟者滞气，隔宿食，生虫。胃冷者，不宜多食。

25

粟浸水至败者，损人。与杏仁同食，令人吐泻。雁食粟，足重不能飞。能解小麦毒。

秫米

味甘，性微寒，即粟之黏者。久食壅五脏气，动风迷闷②。性黏滞，易成黄积病，小儿不宜多食。伤鹅鸭，成瘕者，多饮秫米泔可消。

稗子米

味辛甘苦，性微寒。能杀虫，煮汁不可沃③地，蝼蚓皆死。穄子米，味甘涩，可食。

【注释】

①爨（cuàn）：指烧火做饭。《说文·爨部》："爨，齐谓之炊爨。"

②迷闷：指神志不清，分辨事物的能力减弱。

③沃：灌溉之意。

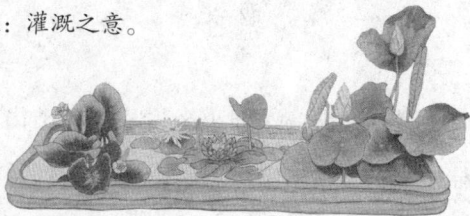

【原文】

芮米①

味甘，性寒。生水田中，苗子似小麦而小，四月熟。狼尾草米，味甘，性平。生泽地，似茅作穗。蒯草米，味甘，性平。苗似茅，可织席为索。东墙子米，味甘，性平。蔓生如葵子，六月种，九月收。牛食之尤肥。蓬草子米，味酸涩，性平。生湖泽中。篩草子米，一名自然谷，味甘，性平。七月熟，生海洲，食之如大麦。菰米，味甘，性冷。九月抽茎，开花如苇芍②，结实长寸许，霜后采之。米白滑腻，作饭香脆，此皆俭年③之谷，食之可以济饥也。

蘖④米

味甘苦，性温。即发芽谷也，与麦芽同功。粃糠，味甘，性平，年荒亦可充饥。

【注释】

①芮（ruì）：指一种草。生于水田中，苗似小麦而小，四月熟，可作饭。

27

②苇芀：指芦苇的花穗。

③俭年：指收成不好的年份。

④蘖（niè）：指被砍树木的再生枝芽，引申为植物的嫩芽。

【原文】

大麦

味咸，性凉。为五谷之长，不动风气，可久食。暴食似①脚弱，为下气也。熟则有益，生冷损人，炒食则动脾久②。

小麦

味甘，麦性凉。面性热。麸③性冷。曲性温。北麦日开花，无毒。南麦夜④开花，有微毒。面性壅热，小动风气，发丹石毒。多食长宿癖，加客气⑤。勿同粟米、枇杷食。凡食面伤，以莱菔、汉椒⑥消之。寒食日用纸袋盛面悬风处，热性皆去，数十年久留不坏，入药尤良。新麦性热，陈麦平和。服土茯苓、威灵仙、当归者，忌湿面。麸中洗出面筋，味甘，性凉，以油炒煎，则性热矣。多食难化，小儿、病人勿食。

【注释】

①似：通"以"，即让也。

②久：疑为"气"，形似而讹。

③麸：小麦的表皮。

④夜：指晚上、夜间。

⑤客气：外来的邪气。

⑥汉椒：指蜀椒。

【原文】

荞麦

味甘，性寒。脾胃虚寒者食之，大脱元气，落眉发。多食难消，动风气，令人头眩。作面，和猪羊肉热食，不过八九顿，即患热风，须眉脱落，还生亦希①。泾邠以北，人多此疾。勿同雉肉、黄鱼食。与诸矾相反②，近服蜡矾等丸药者忌之。误食令腹痛致死。荞麦穰作荐③，辟④壁虱。

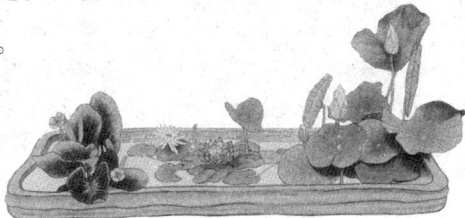

29

苦荞麦

味甘苦，性温，有小毒。多食伤胃，发风动气，能发诸病。黄疾⑤人尤当忌之。

穬麦⑥

味甘，性微寒。暴食似脚软，动冷气，久即益人。作蘖⑦用，温中消食。

雀麦

味甘，性平。亦可救荒，充饥，滑肠。

【注释】

①还生：重生、再生。希：通"稀"，即少也。

②反：指两种食物或药物之间相互对抗，作用相反。

③荞麦穰（ráng）：荞麦秆子。荐：垫席。

④辟（pì）：指驱除。

⑤黄疾：指目黄、身黄、小便黄的一种疾病，即黄疸。

⑥穬麦（kuàng）：大麦的一种，成熟时会自然掉落。

⑦作蘖（niè）：指发芽。

胡麻

味甘，性平，即黑脂麻。修制①蒸之不熟，令人发落。泄泻者勿食。

白芝麻

味甘，生性寒、熟性热、蒸熟者性温。多食滑肠，抽②人肌肉。霍乱及泄泻者勿食。其汁停久者，饮之发霍乱。

亚麻

味甘，性微温，即壁虱胡麻也。其实③亦可榨油点灯，但气恶不可食。

大麻子仁

味甘，性平，即火麻子也。先藏地中者，食之杀人。多食损血脉，滑精气，痿阳道④。

妇人多食，即发带疾⑤。食须去壳，壳有毒，而仁无毒也。

【注释】

①修制：是一种炮制方法，包括对药物进行整理、清洁、切削等过程。

②抽：消弱、减少。

③实：种子。

④痿阳道：使性功能降低。

⑤发带疾：妇科疾病，即妇女经带之疾。

【原文】

黑大豆

味甘，性平。煮食则凉，炒食则热，作腐则寒，作豉则冷，造酱及生黄卷①则平。牛食之温，马食之凉。多食，发五脏结气，令人体重。猪肉同食，令生内疾。小儿同炒豆、猪肉并食，令壅气，腹痛难止，致死十有八九。年十岁以上者，不畏②也。服蓖麻子者，忌炒黑豆，犯之，胀满致死。服厚朴者忌之，动气也。小黑豆，味甘苦，性温。

【注释】

①生黄卷：发黄豆芽。

②畏：害怕。

【原文】

黄大豆

味甘，生性温，炒性热，微毒。多食壅气，生痰动嗽，发疮疥，令人面黄体重。不可同猪肉食。小青豆、赤白豆性味相似，并不可与鱼及羊肉同食。

赤豆

味甘酸，性平。同鲤鱼鲊①食，令肝黄，成消渴。同米煮饭及作酱，食久发口疮。驴食足轻②，人食身重，以其逐③精液，令肌瘦肤燥也。

赤小豆

味甘辛，性平下行。不可同鱼鲊食，久服

则降令太过，使津血渗泄④，令人肌瘦身重。凡色赤者食之，助热损人。豆粉能去衣上油迹。花名腐婢⑤，解酒毒，食之令人多饮不醉。

【注释】

①鲊（zhǎ）：一种用盐和红曲腌的鱼。

②轻：重量减轻之意。

③逐：驱走，赶走。

④渗泄：液体慢慢地浸透或漏出。

⑤花名腐婢：这里是指赤小豆的花叫"腐婢"。

【原文】

绿豆

味甘，性寒。宜连皮用，去皮则令人少壅气，盖皮寒而肉平①也。反榧子，害人，合鲤鱼鲊食，久令人肝黄，成渴病。花解酒毒。

扁豆

味甘，性微温。患冷气及寒热病者，勿食。

蚕豆

味甘微辛，性平。多食滞气成积，发胀作痛。

云南豆

味甘，性温，有毒。煮食味颇佳，多食令人寒热，手足心发麻[2]，急嚼生姜解之。此从云南传种，地土不同，不识[3]制用，食之作病。

【注释】

①肉平：绿豆肉性平和。

②发麻：轻微麻木感。

③识：知道。

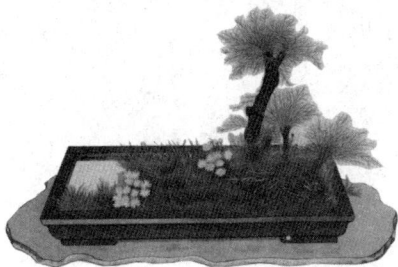

豇豆

味甘咸，性平。水种^①者勿食。中鼠莽^②毒者，煮汁饮之，即解。欲试其效，先刈鼠莽苗，以汁泼之，便根烂不生。

豌豆

味甘，性平。多食发气病。薇，味甘，性寒，即野豌豆。

御米

味甘，性平。多食利二便，动膀胱气。此即罂粟子也。

薏苡仁

味甘，性微寒。因寒筋急，不可食用。以其性善走下也，妊妇食之堕胎。

蕨粉

味甘，性寒。生山中者有毒。多食令目暗③鼻塞，落发弱阳④。病患食之，令邪气壅经络筋骨。患冷气人食之，令腹胀。小儿食之，令脚软不能行。生食蕨粉，成蛇瘕，能消人阳事⑤，非良物也。勿同苋菜食。

【注释】

①种：疑似为"肿"，形近而讹。

②鼠莽：又名莽草，为木兰科植物。生于沿河两岸，阴湿沟谷两旁的混交林或疏林中。枝、叶、根、果均有毒，果实，尤其是果壳毒性大。莽草中毒多因将其果误作八角食用而引起。

③目暗：眼睛昏暗不明。

④弱阳：指降低性功能。

⑤消人阳事：减少、减弱人的性功能。

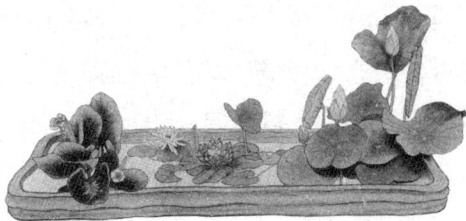

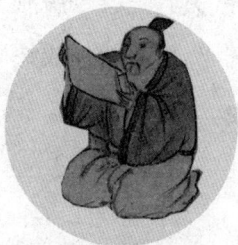

菜类 卷三

【原文】

韭菜

味辛，微酸，性温。春食香益人，夏食臭，冬食动宿饮①，五月食之昏人乏力。冬天未出土者，名韭黄。窖中培②出者，名黄芽韭。食之滞气，盖含抑郁未伸之故也。经霜韭食之，令人吐。多食昏神暗目，酒后尤忌。有心腹痼冷病，食之加剧。热病后十日食之，能发困。不可与蜂蜜及牛肉同食，成癥瘕③。食韭口臭，啖④诸糖可解。

薤

味辛苦,性温、滑。一名藠子⑤,其叶似细葱,中空而有棱,其根如蒜。有赤白二种,赤者味苦,白者生食辛、熟食香,发热病不宜多食。三四月勿食生者,引涕唾,不可与牛肉同食,令人作癥瘕。一云与蜂蜜相反。

【注释】

①宿饮:宿,旧疾也。指病人身体内存在水饮。

②培:培育、培养。

③癥(zhēng)瘕:中医学中指腹中结块的病。坚硬不移动,痛有定处为"癥";聚散无常,痛无定处为"瘕"。

④啖(dàn):吃之意。

⑤藠(jiào)子:薤的别名。

【原文】

葱

味辛,叶温、根须平。正月食生葱,令人面上起游风①。多食令人虚气②上冲,损须发,五脏闭绝，昏人神。为其生发，散开骨节，出汗之故也。生葱同蜜食，作下利③。烧葱同蜜食，壅气杀人。生葱合枣食，令人肺④胀。合雉肉、鸡肉、犬肉食，多令人病血。同鸡子食，令气短。勿同杨梅食。胡葱久食伤神，令人多忘，损目明，绝血脉，发痼疾，患狐臭。蠚齿人⑤食之转甚。同青鱼食，生虫蛆。四月勿食胡葱，令人气喘多惊。服地黄、何首乌、常山者，忌食葱、忌诸葱。并与蜜相反。

【注释】

①游风：指面游风，相当于西医学头面部脂溢性皮炎，是一种以头面部浮肿、瘙痒起皮、渗液结痂为特征的疾病。

②虚气：躁烦之气。

③下利：简称利。亦称下痢，是一种病证。早期古医籍中痢疾与泄泻的统称。后世区分为利与痢，以利为泄泻，痢为痢疾。

④肺：指上腹部。

⑤蠚（hē）齿人：虫蛀牙疼之人。蠚，蜂、蝎子等用毒刺刺人或动物。

【原文】

小蒜

味辛，性温，有小毒。其叶和煮食物，其根比大蒜头小而瓣少。三月勿食，伤人志性。同鱼鲙①鸡子食，令人夺气，阴核②疼。脚气风病人及时病后，忌食之。一云与蜜相反。生食增恚③，熟食发淫，有损性灵④也。

大蒜

味辛，性温，有毒。生食伤肝气，损目光，面无颜色，伤肺伤脾。生蒜合青鱼鲊、鲫鱼食，令人腹内生疮，肠中肿。又成疝瘕⑤，发黄疾。合蜜食，杀人。多食，生痰，助火，昏目。四、八月食之，伤神，令人喘悖⑥。多食生蒜行房，损肝失色。凡服一切补药及地黄、牡丹皮、何首乌者，忌之。能解虫毒，消肉积。同鸡肉食，令泻痢。同鸡子食，令气促。勿同犬肉食。妊妇食之，令子目疾。

【注释】

①鱼脍：现称生鱼片又称鱼生，古称脍或鲙，是以新鲜的鱼贝类生切成片，蘸调味料食用的食物总称。

②阴核：睾丸。

③恚（huì）：发怒。

④性灵：指人的精神、情感。

⑤疝瘕：寒邪与脏气相搏，结聚少腹，气积而痛和或伴有小便出白的病证。

⑥悖（bèi）：心乱，混乱。

【原文】

芸薹菜

味辛，性温，即今之油菜。多食，发口齿痛，损阳道，发疮疾，生虫积。春月食之，发膝中痼①冷。有腰脚病者，食之加剧。狐臭②人并服补骨脂者，忌食之。

菘菜

味甘，性温，即白菜。多食，发皮肤瘙痒，胃寒人食多，令恶心吐沫作泻。夏至前食多，

发风动疾。有足病者忌食。药中有甘草，忌食
菘菜，令人病不除。北地无菘，彼人到南方，
不胜③地土之宜，遂病，忌菘菜。其性当作凉，
生姜可解。服苍、白术者，忌之。

【注释】

①痼：指旧的，以前就有的疾病。

②狐臭：俗称腋臭，主要症状是腋窝等褶皱部位散
　发难闻气味，腋下分泌物有特异臭味之病证，出《肘
　后救卒方》。

③胜：此指服，适应。

【原文】

芥菜

味辛，性温。多食昏目，动风发气。同鲫
鱼食，患水肿。同兔肉、鳖肉食，成恶疮病。
有疮疡痔疾便血者，忌之。生食，发丹石药毒。
细叶有毛者，害人。芥苔多食，助火生痰，发
疮动血。酒后食多，缓①人筋骨。芥子味辛，
性热，多食，动火昏目，泄气伤精。勿同鸡
肉食。

苋菜

味甘，性冷利。多食，发风动气，令人烦闷，冷中损腹。凡脾胃泄泻者勿食。同蕨粉食，生瘕。妊妇食之滑胎，临月②食之易产。不可与鳖同食，生鳖瘕③。

【注释】

①缓：使松弛。

②临月：指临盆、生产之际。

③鳖瘕：病证名，八瘕之一，谓腹内瘕结如鳖状。

【原文】

菠菜

味甘，性冷滑。多食，令人脚弱①，发腰痛，动冷气，先患腹冷者，必破腹②。不可与鲥③鱼同食，发霍乱。北人食煤火薰炙肉面，食此则平。南人食湿热鱼米，食此则冷，令大小肠冷滑也。

莴苣菜

味甘苦，性冷，微毒。多食昏人目，痿阳

44

道。患冷人不宜食。紫色者有毒，百虫不敢近，蛇虺④触之，则目瞑不见物。人中其毒，以姜汁解之。

白苣菜

味苦，性寒。似莴苣，叶有白毛。同酪⑤食，生虫蟨⑥。多食令小肠痛。患冷气者勿食。产后食之，令腹冷作痛。

苦菜

味苦，性寒，即苦荬⑦。家种者，呼为苦苣。不可合蜜食，令人作内痔。脾胃虚寒者忌食。蚕妇不可食，令蛾子青烂。野苣若五六回捌⑧后，味反甘滑，胜于家种也。

【注释】
①脚弱：足软弱无力。
②破腹：拉肚子，腹泻。
③鲔（shàn）：同"鳝"。
④虺（huǐ）：古书上的一种毒蛇，名虺蝮。

45

⑤酪：用牛、羊、马等动物乳汁做成的半凝固食品。

⑥蠚（hē）：毒虫。

⑦荬（mǎi）：苦荬菜，因与苦苣形状、性味相近，均称为苦菜。

⑧拗（ào）：弯曲使断。

【原文】

菜菔根

辛甘，叶辛苦，性温。即萝卜。能解豆腐、面毒。不可与地黄同食，令人发白。多食动气，生姜可解。服何首乌诸补药忌食。

胡萝卜

味甘辛，性微温。有益无损，宜食。

芫荽

味辛，性温，微毒，即胡荽。多食，伤神健忘，出汗。有狐臭、口气、䘌齿①、脚气、金疮者，并不可食。久病患食之脚软。同斜蒿②食，令人汗臭难瘥，根发痼疾。凡服一切补药及白术、牡丹皮者，忌之。勿同猪肉食。妊妇食之，令子难产。

【注释】

①齥（ni）齿：龋齿。

②斜蒿：又名邪蒿，陇上江南，天水地区的一种野菜。

【原文】

茄子

味甘淡，性寒，有小毒。多食动风气，发痼疾及疮疥。虚寒、脾弱者勿食，诸病患莫食，患冷人①尤忌。秋后食茄损目。同大蒜食，发痔漏。多食，腹痛下利，女人能伤子宫无孕。蔬中唯②此无益。

芋艿

味辛甘，性平滑，有小毒。生则味莶③有毒，不可食。性滑下利，服饵家④所忌。多食困脾⑤，动宿冷滞气，难克化。紫芋破气。

野芋形叶与家芋相似，有大毒，能杀人。误食烦闷垂死者，以土浆及粪清、大豆汁解之。

山药

味甘，性温，平。同鲫鱼食，不益人。同面食，动气。入药忌铁器。甘薯⑥，味甘，性平。

【注释】

①冷人：脾胃虚弱之人。

②唯：只有、单独。

③莶（xiān）：指辛辣苦涩之味。

④服饵家：服食养生之人。

⑤困脾：中医学中指水湿之邪困脾，使其升清之功能受到影响。

⑥甘薯：即番薯或红薯。

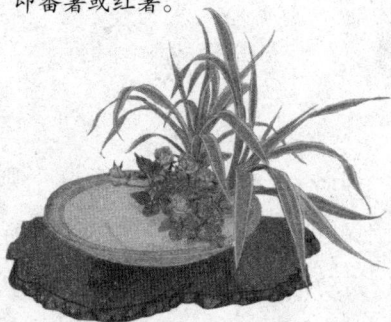

48

茼蒿

味甘辛，性平。多食，动风气，薰[①]人心，令气满。

马齿苋

味酸，性寒滑。一名九头狮子草，俗名酱瓣草。一种叶大者，忌食。妊妇食之，令堕胎。

葵菜

味甘，性寒。为百菜之长，解丹石毒。性冷滑利，胃寒泄泻者，勿食。同黍米食，同鲤鱼及鱼鲊食，并害人。时病后食之，令目暗。勿同沙糖食。妊妇食之，令胎滑。其菜心有毒，忌食。叶尤冷利，不可多食。茎赤叶黄者勿食。生葵发宿疾，与百药相忌。蜀葵苗亦可食，但久食钝[②]人志性。被犬啮者，食之即发，永不

49

瘗也。合猪肉食，令人无颜色。食蒜葵须用蒜，无蒜勿食之。葵性虽冷，若热食之，令人热闷，动风气。四月勿食，发宿疾。

【注释】

①薰：同"熏"，扰乱。

②钝：迟钝。

【原文】

莼菜

味甘，性寒滑。生湖泽中，叶如荇①而差②圆。形似马蹄。多食及熟食令拥气③不下，损胃伤齿，落毛发。令人颜色④恶，发痔疮。七月间有蜡虫着⑤上，误食令霍乱。和醋食，令人骨痿。时病后勿食。

【注释】

①荇：指叶略显圆形。

②差：同"颇"，略，稍微。

③拥气：拥，疑为"壅"。壅气，胸中气塞结闷不畅。

④颜色：此指人的面色。

⑤着：附着。

芹菜

味辛甘，性平。杀丹石毒。和醋食损齿，有鳖瘕人不可食。春秋二时，宜防蛇虺遗精，误食令面手发青，胸腹胀痛，成蛟龙症。服饧糖二三碗，日三度，吐出便瘥。种近水泽者良，高田生者勿用。一种赤芹有毒，忌食。

水芹

味辛甘，性平。生地上者名旱芹，其性滑利。一种黄花者有毒杀人，即毛芹也。赤芹生于水滨，状类赤芍药，其叶深绿，而背甚赤。其性温，味酸，有毒。胡芹生卑湿地，三四月生苗，一本①丛出如蒿，白毛蒙茸②，嫩时可茹③。其味甘辛，性温。蛇喜嗜芹，春夏之交，防遗精于上，误食成蛟龙瘕。和醋食，令人损齿。忌同芹菜。

【注释】

① 本：根。

② 蒙茸：蓬松、杂乱的状态。

③可茹：可以当蔬菜吃。

【原文】

茭白

味甘淡，性冷滑。多食，令下焦冷。同生菜、蜂蜜食，发痼疾，损阳道。服巴豆人忌之。

刀豆子

味甘，性温。多食，令人气闭①头胀。

芜菁

味辛苦，性温，即诸葛菜。北地尤多，春食苗，夏食心，秋食茎，冬食根。多食，动风气。

莙菜

味甘苦，性寒滑，即甜菜。一名莙荙菜，

道家忌②之。其茎烧灰淋汁洗衣，白如玉色。胃寒人食之，动气发泻。先患腹冷人食之，必破腹。

【注释】

①气闭：指气堵塞不通之意。

②忌：忌讳。

【原文】

苜蓿

味苦涩，性平。多食，令冷气入筋中，即瘦人。同蜜食，令人下痢。

落葵叶

味酸，性寒滑，即胭脂菜。脾冷人不可食，曾被犬啮者食之，终身不瘥。

黎豆

味甘微苦，性温，有小毒。其子大如刀豆子，淡紫色，有斑点如狸文①。煮去黑汁，再煮乃佳。多食，令人发闷。

【注释】
①文：同"纹"，指纹路。

【原文】

白花菜

味苦辛，性凉。一名羊角菜。多食，动风气，滞脏腑，困脾发闷，不可与猪心肺同食。

红花菜

味甘，性平。妊妇忌食。黄花菜，味甘，性凉，一名萱花。

黄瓜菜

味甘微苦，性凉。其色黄，其气似瓜，其菜形如蕹。

马兰

味辛，性微温。腌藏作茹[①]，甚良。

草决明

味甘，性凉。春采为蔬，花、子皆堪点茶[②]。

蕹菜

味甘，性平。难产妇人宜食。解野葛毒，取汁滴野葛苗，当时[③]萎死。

东风菜

味甘，性寒。有冷积人勿食。

荠菜

味甘，性温。取其茎作挑灯杖[④]，可辟蚊蛾，谓之护生草。其子名蒫[⑤]食，味甘，性平，饥岁⑥采之，水调成块，煮粥其黏滑。患气病人食之，动冷气，不与面同食，令人背闷。服丹石人不可食。

蘩蒌

味酸，性平。一名鹅肠菜。同鱼鲊食，发消渴病，令人健忘。性能⑦去恶血，不可久食，恐血尽也。

蕺菜

味辛，性微温，有小毒。一名鱼腥草。多食，令人气喘。小儿食之，三岁不行，便觉脚痛。素有脚气人食之，一世⑧不愈。久食，发虚弱，损阳气，消精髓。

【注释】

①茹：蔬菜的总称。

②点茶：即泡茶。

③当时：即时，马上。

④挑灯仗：用来挑油灯的杆条。

⑤薹（cuó）：荠菜的种子，即荠菜籽。

⑥饥岁：饥荒之年。

⑦性能：即功效之意。

⑧一世：指一辈子。

【原文】

蒲公英

味甘，性温。嫩苗可食，解食毒，一名黄花地丁草。

翘摇

味辛，性平，即野蚕豆。生食，令人吐水。

鹿藿

味甘，性平，即野绿豆。生熟皆可食，其子可煮食，或磨面作饼蒸。

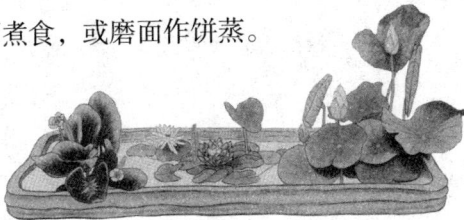

灰涤菜

味甘，性平。杀刺毛虫、蜘蛛咬毒。其子可磨粉炊①饭。

秦荻藜

味辛，性温。于生菜②中最称香美。

香椿苗

味甘辛，性平。多食昏神，薰③十二经脉。同猪肉、热面食，多令人中满④。

【注释】

①炊：做饭、烧饭。

②生菜：指生的蔬菜。

③薰：指扰动。

④中满：证名，指因饮食停滞所致的脘腹胀满。

【原文】

五茄芽

味甘辛，性温。

枸杞苗

味甘苦，性寒。解面毒，与乳酪相反。

甘菊苗

味甘微苦，性凉。生熟可食。真菊延龄[1]。
野菊食之，伤胃泻人。

【注释】
①延龄：生长，延长寿命。

【原文】

绿豆芽菜

味甘，性凉。但受郁抑之气所生，多食发
疮动气。

竹笋①

味甘,性微寒。诸笋皆发,冷血及气,多食,难化困脾,小儿食多成瘕。同羊肝食,令人目盲。勿同沙糖食。董笋②,味苤难食,多食,发风动气,作胀。淡竹笋,多食,发背闷脚气。刺竹笋,有小毒,食之落人发。箭竹笋,性硬难化,小儿勿食。桃竹笋,味苦有小毒,南人③谓之黄笋,灰汁煮之可食,不尔,戟④人喉。酸笋,出粤南,用沸汤泡去苦水,投冷井水中浸二三日取出,缕⑤如丝绳,醋煮可食。凡煮笋,少入薄荷、食盐,则味不苤,或以灰汤煮过,再煮乃佳。芦笋忌巴豆,干笋忌沙糖、鲟鱼、羊心肝,食笋伤,用香油、生姜解之。

【注释】

①竹笋:是竹的幼芽,也称为笋。竹为多年生常绿草本植物,食用部分为初生、嫩肥、短壮的芽或鞭。

②董(jǐn)笋:竹名。

③南人:指南方人。

④戟:刺激。

⑤缕:细长像线的东西。

【原文】

荆芥

　　味辛，性温。可作菜，食久动渴疾，熏人五脏神[①]。反驴肉、无鳞鱼。勿与黄颡鱼同食。与蟹同食，动风。

壶瓠

　　味甘，性平滑。多食令人吐利，发疮疥。患脚气虚胀，冷气者食之，永不除也。

壶卢

　　味苦，性寒，有毒。有甘、苦二种，俗谓以鸡粪壅之，或牛马踏践，则变而为苦。

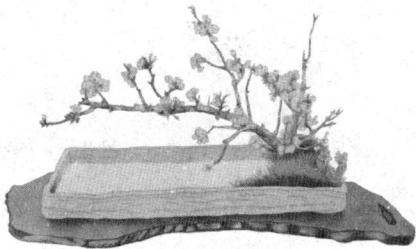

冬瓜

味甘淡，性寒。经霜后食良。阳脏人②食之肥，阴脏人③食之瘦。煮食，能练④五脏，为下气也。冷者食之瘦人。九月食之，令人反胃。阴虚久病及反胃者，并忌食之。白瓜子⑤久食，寒中。

【注释】

①五脏神：人的五种情志活动，即神、魂、魄、意、志，分别对五脏，心、肝、肺、脾、肾。

②阳脏人：即阳盛体质之人，其体型偏于瘦长，头长颈细，肩窄胸平，平时喜凉恶热。

③阴脏人：即阴盛体质之人。其体型偏于矮胖，头圆颈粗，肩宽胸厚，体多后仰，喜热恶凉。

④练：通"涑"，把丝、帛煮制得柔软洁白。

⑤白瓜子：似为"冬瓜子"。

【原文】

南瓜

味甘，性温。多食，发脚气、黄疸。同羊肉食，令人气壅。忌与猪肝、赤豆、荞麦面同食。

菜瓜

味甘淡，性寒。时病后不可食。同牛乳、鱼鲊食，并成疾。生食，冷中动气，食①心痛脐下症结。多食令人虚弱不能行，小儿尤甚。发疮疥。空心②生食，令胃脘痛。菜瓜能暗人耳目③，观驴马食之即眼烂，可知其性矣。

黄瓜

味甘淡，性寒，有小毒。多食，损阴血，发疟病，生疮疥，积瘀热，发疰气④，令人虚热上逆。患脚气虚肿及诸病时疫之后，不可食。小儿尤忌，滑中，生疳虫。勿多用醋，宜少和生姜，制其水气。

丝瓜

味甘，性冷。多食令痿阳事，滑精气。

【注释】
①食：疑为"令"。

饮食须知

读经典学养生

YIN
SHI
XU
ZHI

卷三

菜类

②空心：即空腹。

③暗人耳目：让人视力降低。耳目：偏义副词，偏于目。

④疰（zhù）气：指具有传染性和病程迁延日久的疾病。

【原文】

木耳

味甘，性平，有小毒。恶蛇虫从下过者，有大毒。枫木上生者，食之令人笑不止。采归色变者、夜视有光者、欲烂不生虫者、赤色及仰生者，并有毒不可食。唯桑、槐、榆、柳树上生者良，柘木①者次之。其余树生者，动风气，发瘤疾，令人肋下急，损络，背膊闷。不可合雉肉、野鸭、鹌鹑食。中其毒者，生捣冬瓜蔓汁并地浆可解。

【注释】

①柘（zhè）木：又名柘桑，一种长绿灌木。

【原文】

香蕈

　　味甘，性平。感阴湿之气而成，善发冷气，多和生姜食良。生山僻处者，有毒杀人。早荑蕈[1]有毒，不可食。

【注释】

①早荑蕈（xùn）：早开花的蕈。

【原文】

天花蕈

　　味甘，性平。五台山多蛇，蕈感其气而生，故味虽美而无益。煮时以金银器试之，不变黑者，方可食之。

磨菇蕈

　　味甘，性寒。一云有毒，不可多食，动风气发病。勿同雉肉食。鸡㙡[1]，味甘，性平，出云南。

土菌

味甘，性寒，有毒。槐树上生者良，野田中者，有毒杀人。多食，发冷气，令人腹中微微痛，发五脏风，拥②经脉，动痔漏，令人昏昏多睡，背膊四肢无力。冬春无毒，夏秋有毒。或有蛇虫从下过也，夜中有光者、欲烂无虫者、煮之不熟者、煮讫③照人无影者、上有毛下无纹者、仰卷赤色者、坟墓中生棺木上者，并有毒杀人。勿同雉肉、鹌鹑食，中其毒者，地浆及粪汁解之。煮菌时投姜屑饭粒，若色黑者，杀人。否则无毒。或以苦茗白矾，匀新水④咽下，解之。妊妇食之，令子风疾。广南人杀毒蛇，覆之以草，以水洒之，数日菌生，采干为末。入酒毒人，遇再饮酒，毒发立死。又南夷以胡蔓草毒人至死，悬尸于树，汁滴地上，生菌子收之，名菌药。毒人至烈。此皆不可不知，故并记之。苦竹菌有大毒，忌食。

【注释】

① 鸡枞（zōng）：又名鸡枞蕈、鸡菌。真菌类担子菌纲伞菌目伞菌科，可以子实体入药，是云南著

名特产，属著名的野生食用蘑菇之一。

②拥：通"壅"，即壅塞，堵塞。

③讫：完毕、完结。

④新水：即新汲水。

【原文】

羊肚蕈

味甘，性寒。患冷积腹痛泄泻者，勿食。

葛花菜

味苦甘，性凉。产诸名山。秋霜浮空①，如芝菌涌生地上，色赤味脆，亦蕈类也。

地耳

味甘，性寒。春夏生雨中，雨后速采，见日即不堪用，俗名地踏菰。

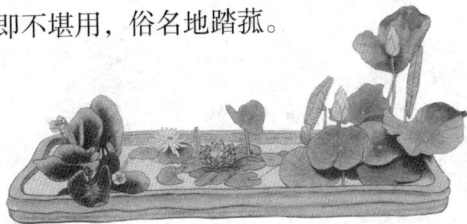

石耳

味甘，性平。味胜木耳。

鹿角菜

味甘，性大寒。解面毒。丈夫不可久食，发痼疾，损腰肾经络血气，令人脚冷痹，少颜色。

龙须菜

味甘，性寒。患冷气人勿食。

石花菜

味甘咸，性大寒滑。有寒积人食之，令腹痛。多食弱阳，发下部②虚寒。

【注释】
①秋霜浮空：指深秋之季来临。
②下部：指下半身。

紫 菜

味甘咸，性寒。多食令人发气腹痛，有冷积者食之，令吐白沫。饮热醋少许可解。其中防小螺蛳损人，须拣净用。凡海菜皆然。石莼，味甘，性平，似紫菜而色青。凡海菜忌甘草。

海 带

味甘咸，性寒滑。不可与甘草同食。

海 苔

味甘咸，性寒。多食，发疮疥，令人痿黄，少血色。

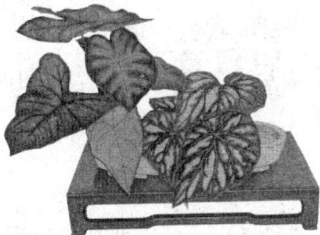

果类 卷四

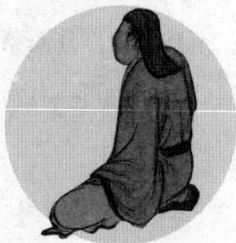

【原文】

李子

味甘酸，性微温。多食令人胪胀，发痰疟虚热。同蜜及雀肉、鸡肉、鸡子、鸭肉、鸭子食，损五脏。同浆水①食，令霍乱。勿同麋、鹿、獐肉食。李味苦涩者，不可食。不沉水者，有毒，勿食。服术人忌之。妊妇服之，子生疮疥。

【注释】

①浆水：亦名酸浆，是一道历史悠久的汉族传统名

菜。根据本书卷一，制作之法是将热的粟米饭浸入冷水中，五六日即成。

【原文】

杏子

味甘酸，性热，有小毒。不益人。生食，多伤筋骨。多食，昏神，令膈热生痰，动宿疾，发疮痈，落须眉。病目者食多，令目盲。小儿多食，成壅热，致疮疖。产妇尤宜忌之。杏仁，味甘苦，性温，有小毒。两仁者杀人。花开六出①，核必双仁。杏仁作汤，白沫不解者，食之，令气壅身热。汤经宿②者，动冷气，能消犬肉索粉③积。双仁者误食，或食杏仁多，致迷乱④将死。急取杏根煎汤服，可解。八旦杏仁，味甘，性温，多食，亦能动宿疾也。

【注释】

①出：显露、长成。此指次数。

②宿：指一晚上，过一夜。

③索粉：是以绿豆粉或其他豆粉制成的细条状食物，也称粉丝、线粉。

④迷乱：神志昏迷，精神错乱。

71

【原文】

桃子

味甘酸，性温，微毒。多食，损脾助热，令膨胀，发疮疖。同鳖肉食，患心痛。食桃浴水，令泄泻，成淋及寒热病。能发丹石毒。生桃尤损人，食之有损无益。五果列桃为下，服术人忌之。桃仁，味甘苦，性平。双仁者有毒，宜去之。桃花勿用千叶者，令人目黄鼻衄不止。

栗子

味甘咸，性温。生食则发气，蒸炒热食则壅气。风过者，生熟咸宜①，再经日晒，作油灰气。同橄榄食，有梅花香。中扁者名栗楔②，栗作粉食，胜于菱芡。但饲③小儿，令齿不生。患风疾及水肿者，并不宜食。小儿不可多食，生则难化，熟则滞气，膈热，生虫，往往致病。勿同牛肉食。密取一栗咬破，蘸香油和众栗炒，俱不发爆。取苞中自裂出栗子，以润沙④密藏，夏初尚如新也。如苞未树上自坠者，不能久藏，且易腐。

【注释】

①宜：可以吃的东西。

②栗楔（xiē）：栗壳里呈扁形的栗子仁。

③饲：喂养。

④润沙：湿润的沙子。

【原文】

枣子

味甘，生性热，熟性平。生食，多令人热渴膨胀，动脏腑，损脾元，助湿热。患寒热胃弱羸瘦人不可食。同蜜食，损五脏。熟枣多食，令人齿黄生䘌。同葱食，令五脏不和。同诸鱼食，令腰腹痛。勿与鳖蟹同食。久食最损脾，助湿热。患齿病、疳病、虫䘌及中满者，勿食。小儿食多，生疳。枣叶，微毒，服之使人瘦，久即呕吐。

柿子

味甘，性寒。多食，发痰。同酒食，易醉，或心痛欲死。同蟹食，令腹痛作泻，或呕吐昏闷，唯木香磨汁，灌之可解。鹿心柿尤不可食，令寒中腹痛。干柿勿同鳖肉食，难消成积。凡红柿未熟者，以冷盐汤浸，可经年许①。但盐藏者微有毒。

【注释】

①年许：指可存放一年左右。

【原文】

梅子

味酸，性平。多食，损齿伤筋，蚀①脾胃，令人膈上痰热。服黄精人忌之。不可与猪、羊肉，麋、鹿、獐肉同食。食梅齿齼②者，嚼胡桃肉解之。梅子同韶粉③食不酸、不软牙。乌梅性温，忌猪肉。白梅与乌梅同功。暗香汤④，取半开梅花，溶蜡封花口投蜜罐中，每取一二朵，同蜜一匙，点滚水服。清水揉梅叶洗蕉葛⑤衣，经夏不脆。梅叶煎汤，洗霉衣即去，甚妙。

梨

味甘微酸，性寒。多食，令人寒中，损脾，

萎困。金疮、乳妇产后血虚者，勿食。生食，多成冷痢。梨与萝卜相间收藏，或削梨蒂，种于萝卜上藏之，皆可经年不烂。今北人每于树上包裹，过冬乃摘，亦妙。

【注释】

①蚀：损伤。

②齼（chǔ）：指牙齿接触酸味时的感觉。

③韶粉：即铅粉。白色粉末。又称胡粉、朝粉。古为辰州、韶州专造。

④暗香：指梅花清爽幽淡的香气。

⑤焦葛：指夏布的一种。

【原文】

木瓜

味酸涩，性温。忌铁器。多食，损齿伤骨。以铅霜或胡粉涂之，则失酢①味，且无渣。木瓜树作桶，濯足，甚益人。

榠楂②

味酸甘，性微温。形似木瓜而有毛，其气

甚香。多食，发热毒，涩血脉，聚胸膈痰[3]。同车螯[4]食，发疝气。卧时生食，多令胃脘痁[5]塞。

【注释】

①酢（cù）味：酸的味道。

②温桲（wēn po）：又称木梨。蔷薇科榅桲属，树体为落叶灌木或小乔木，是古老珍奇稀少的果树之一，有香气，可入药。

③膈痰：痰证之一。见《圣济总录》卷六十四。因痰水结聚胸膈，气机升降失常，气逆痰壅所致。症见心腹痞满，短气不能平卧，头眩目暗，常欲呕逆等。

④车螯（áo）：又名蜃，海产软体动物车螯（帘蛤科文蛤的一种）的肉或壳。

⑤痁（shān）：本意为疟疾，此疑为"痞"，形近而讹。

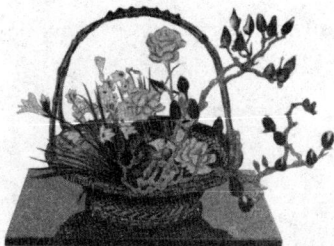

【原文】

棠球

　　味酸甘，性微温。生食多，令人嘈烦易饥。脾胃弱者及齿䘌人勿食。

柰子

　　味苦甘酸涩，性寒，微毒。多食，令人肺寒胪胀。凡病患食之尤甚。苹果味甘性平，一名频婆。比柰圆大，味更风美。

林檎①

　　味甘酸，性温。俗名花红。多食，令人百脉弱，发热生痰滞气，发疮疖，令人好唾。其子食之，令人心烦。林檎树生毛虫，埋蚕蛾于下，或以洗鱼水浇之，即止。

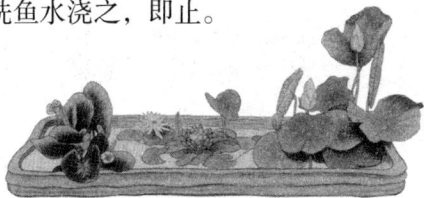

石榴

味甘酸涩，性温。多食，令人损肺，伤齿令黑，恋膈生痰。凡服食药物人忌之。

橘子

味甘酸，性温。多食，恋膈生痰，滞肺气。同螃蟹食，令患软痈②。同獭肉食，令恶心。勿与槟榔同食。橘皮干者，名陈皮。味苦辛，性温。若多用久服，能损元气。橘瓤上筋最难化，小儿多食成积。松毛裹橘，留百日不干，绿豆亦可。忌近酒米，柑橙亦然。橘下埋鼠，则结实加倍。

【注释】

①林檎：一种叶子卵形或椭圆形，开粉红色花，结黄绿色带微红球形果实的落叶小乔木。

②痈：指由金黄色葡萄球菌感染所引起的多个临近毛囊的深部感染。好发于颈部、背部、肩部。

【原文】

柑子

味甘，性寒。多食，令脾寒成癖，及肺寒咳嗽，生痰，发阴汗，令大肠泻痢。即用柑皮煎汤，或饮盐汤可解。多食柑皮，令肺燥。

橙子

味甘，性寒。多食，伤肝气，发虚热。同猵[1]肉食，发头旋恶心。橙皮，味苦辛，性温。宿酒未解，食之速醒，食多反动气。勿同槟榔食。

香橼[2]

味辛酸，性温。揉蒜罨[3]其蒂上，则香更充溢[4]。浸汁浣葛纻[5]，胜似酸浆也。佛手柑，味辛甘，性平。与香橼功用相同。

【注释】
①猵（biān）：同"猵"，獭的一种。
②橼（yuán）：又名枸橼，为芸香科柑橘属植物。

③罨（yǎn）：覆盖，敷。分为冷罨法和热罨法两种。
④充溢：浓郁。
⑤葛纻（zhù）：葛布和麻布。

【原文】

金柑

味甘酸，性温。藏绿豆中，经时不变。

桃杷

味甘酸，性平。多食，动脾发痰助湿。同面食及炙肉食，发黄病，壅湿热气。

胡桃肉

味甘，衣涩①，性温。多食，生痰涎，动风气，脱眉发，令人恶心吐水。同酒食多，令咯血动肾火。连衣食，敛肺气。不可合雉肉、野鸭同食。胡桃肉与铜钱共食即成粉。食酸齿齼，细嚼桃肉即解。去衣法：凡胡桃一斤，用甘蔗节五六段和汤煮透，经一宿，次早略煮，取去壳，衣随脱。油②胡桃有毒，伤人咽肺。

杨梅

味酸甘，性温。多食，发疮助热生痰，损齿伤筋。有火病者勿食，忌与生葱同食。以柿漆③拌核曝之，仁自裂出。

【注释】

①衣涩：衣，指胡桃衣，为胡桃科植物胡桃果核内的木质隔膜。中医学认为，本品性味苦、涩、平，入脾肾经。

②油：此指油脂变质变坏，俗称"油耗气"。

③柿漆：为柿科植物柿及其同属植物的未成熟果实，经加工制成的胶状液。

【原文】

樱桃

味甘涩，性热。多食，令人呕吐，立发暗风①，伤筋骨，败血气，助虚热。小儿食之过多，无不作热。有寒热病患不可食。宿有湿热病及喘嗽者，食之加剧，且有死者。过食太多，发肺痈肺痿②。其叶同老鹅煮，易软熟。

银杏

味甘苦涩，性温，有小毒。即白果。生食引疳，熟食，多令人胪胀，壅气动风。小儿食多，昏霍发惊引疳。同鳗鲡食，患软风。妊妇食之，滑胎。银杏能醉人，食满及千者，死。三棱者，有毒。临炒时，密取一枚，手握，炒不发爆，生捣，能浣③衣帛油腻。

【注释】

①暗风：中医病名。是一种与内风相似，由脏腑功能失调引致风阳上亢的疾病。发病过程缓慢，往往在不知不觉中逐步发病，遂以此为名。

②肺痈：指由于热毒瘀结于肺，以致肺叶生疮，肉败血腐，形成脓疡，以发热、咳嗽、胸痛，咯吐腥臭浊痰，甚则咯吐脓血痰为主要临床表现的一种病证。肺痿：中医病名。指肺叶萎弱不用的一种疾病。

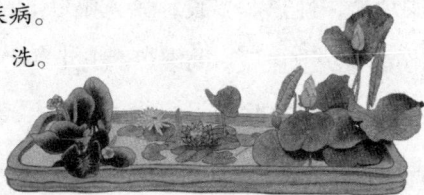

③浣：洗。

【原文】

榛子

味甘，性平。凡收藏榛松瓜仁类，以灯心剪碎，和入罐内，放燥处，不油。

松子

味甘，性温。多食，生痰涎，发虚热。不可同胡羊肉食。凡松子细果将油者，摊竹纸焙①之，还好②。

榧子

味甘涩，性热。同鹅肉食，患断节风，又令气上壅。反绿豆，能杀人。猪脂炒榧，黑皮自脱。同甘蔗食，其渣自软。榧煮素羹，味更甜美。多食，引火入肺，大肠受伤也。

荔枝

味甘，性热。多食，发热、烦渴、口干、

衄血，鲜者尤甚，令即龈肿口痛。患火病及齿
䘌人，尤忌之。食荔多则醉，以壳浸水饮之即
解。荔枝熟时，人未采，则百虫不敢近，人才
采动，鸟、乌、蝙蝠、虫类无不伤残之也。
故采荔枝者，必日中众采。一日色变，二日味
变，三日色味俱变。若麝香触③之，花实尽落也。
以针刺荔壳数孔，蜜水浸瓷碗内，隔汤蒸透，
肉满甘美。

【注释】

①焙：烘烤。

②还好：重新变成原来的样子。

③触：靠近、接近。

【原文】

龙眼

味甘，性平。生者用沸汤瀹过①，食不
动脾。

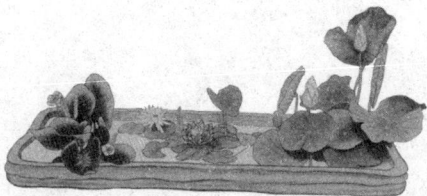

龙荔

味甘，性热，有小毒。状如小荔枝，而肉味如龙眼。生食令人发痫，或见鬼物。

橄榄

味涩甘，性温。多食，令气上壅。过白露②摘食，不病疟。食橄榄去两头，其性热也。得盐不苦涩。同栗子食，甚香。用锡盒收藏，以纸封固，置净地上，至五六月不坏。橄榄树高难采，将熟时以木钉钉之，或纳盐少许于根皮内，其实一夕③自落。其枝节间有脂膏如桃胶，采取和皮叶煎汁，熬如黑饧，谓之榄糖。用粘船隙，牢如胶漆，着水益干。其木作舟楫④，拨着⑤鱼皆浮出，故橄榄能解一切鱼毒。

【注释】
①瀹（yuè）：以汤煮物。
②白露：农历二十四节气中的第十五个节气。
③一夕：一夜之间。
④舟楫：船桨。
⑤拨着：用来划船时。

【原文】

梧桐子

味甘，性平。生食无益，多食生痰涎，动风气。

槟榔

味苦辛涩，性温。头圆矮平者为榔，形尖紫文者为槟。槟力小，榔力大。勿经火①。若熟使②，不如不用。鸩鸟多集槟榔树上，其外皮即大腹皮也。宜依法洗制③，方可用之。槟榔得扶留藤、瓦垄子④灰同咀嚼之，吐去红水一口，则柔滑甘美。多食则发热，勿同橙橘食。

【注释】

①勿经火：不能耐受火苗。

②使：应当作"食"，疑音相似而误。

③洗制：清洗和炮制。

④扶留藤：又名蒟，胡椒科植物，又名扶留，实似桑葚。扶留藤是一种藤类植物，有辣味，能制辣酱，叶子有巴掌大，可入药。瓦垄子：别名瓦楞子，中药名，为蚶科动物毛蚶、泥蚶或魁蚶的贝壳。

【原文】

莲肉

味甘涩，性平。食莲子不去心，令人作吐。多食生者，微动冷气，胀人。患霍乱及大便闭燥者，少食。荷梗塞穴，鼠自去。煎汤洗镴[①]垢自新。莲花及蕊、须忌地黄、葱、蒜。花畏桐油。

【注释】

①镴（là）：铅和锡的合金，可以焊接金属，亦可制造器物，此指锡器。

【原文】

藕

味甘，性平。生食过多，亦令冷中。少和盐水食，益口齿。同油炸米面果食，则无渣。忌铁器。

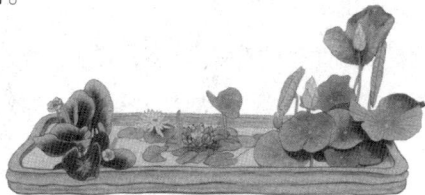

菱

味甘，性平。生食多伤脏腑，损阳气，痿茎①，生蛟虫。水果中最不治病。熟食，多令腹滞气，腹胀，饮姜汁酒一二杯，可解。或含吴茱萸咽津亦妙②。同蜂蜜食，生蝤③虫。小儿秋后食多，令脐下痛。花开背日④，茨花开向日，故菱寒而茨暖。熟干性平，生则冷利。四角三角为芰，两角为菱，功用相同。勿合犬肉食。

【注释】
①痿茎：使人阳痿。
②妙：指能够缓解。
③蝤（yóu）：通"蝣"。
④日：太阳光。

【原文】

茨实

味甘，性平。生食过多，动风冷气。熟食过多，不益脾胃，兼难消化。小儿多食，令不长。茨实一斗，用防风四两，煎汤，浸过，经久不坏。

茨菇

味苦甘，性寒。多食，发虚热及肠风、痔漏、崩中、带下，令冷气腹胀。生疮疖，发脚气，患瘫痪风。损齿失颜色，皮肉干燥。卒食之，使人干呕。孕妇忌食，能消胎气。小儿食多令脐下痛，以生姜同煮，可解毒。勿同吴茱萸食。

荸荠

味甘，性寒滑，即地栗。有冷气人不可食，令腹胀气满。小儿秋月食多，令脐下结痛。合铜①嚼之，铜渐消也。勿同驴肉食，令筋急。

【注释】

①铜：自然铜。

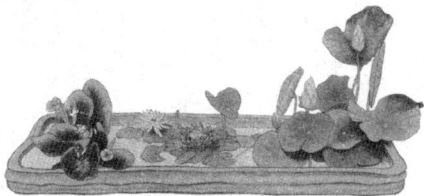

89

【原文】

甜瓜

味甘，性寒滑，有小毒。多食，发虚热、瘤疾、黄疸，及阴下湿痒生疮，动宿疾癖，损阳气，下痢，令人虚羸，手足乏力，惙惙[1]气弱。同油饼食，作泻。病后食之，成反胃。患脚气者食之，难愈。食多，解药力。夏月过食，深秋泻痢最为难治。凡瓜有两鼻两蒂者，杀人。五月瓜沉水者，食之，患冷病，令终身不瘥。九月被霜者，食之，冬病寒热。瓜性最寒，曝[2]而食之尤冷。张华《博物志》云：人以冷水渍至膝，可顿啖瓜至数十枚。渍至项，其啖转多，水皆作瓜气，未知果否？食瓜伤腹胀者，食盐花易消，或饮酒，或服麝香水可解。

【注释】

①惙惙：忧郁貌，忧伤貌。

②曝：暴晒。

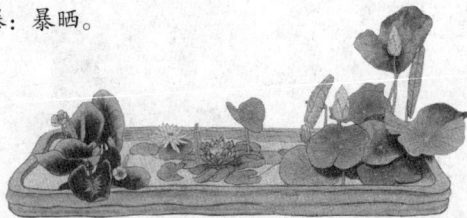

西瓜

味甘，性寒。胃弱者不可食，多食作吐利，发寒疝，成霍乱冷病。同油饼食，损脾气。食瓜后，食其子，不噫瓜气。以瓜划破曝日中，少顷食，即冷如冰。近糯米，沾酒气即易烂，猫踏之易沙。

葡萄

味甘酸，性微温。多食助热，令人卒烦闷昏目。甘草作钉，针葡萄立死。以麝香入树皮内，结葡萄尽作①香气。其藤穿过枣树，则实味更美。葡萄架下不可饮酒，防虫屎伤人。

甘 蔗

味甘，性微寒。多食，发虚热，动衄血。同酒过食，发痰。同榧子食，则渣软，烧蔗渣烟最昏目②，宜避之。

【注释】

①尽作：到处、充满。

②昏目：眼睛发花。

【原文】

落花生

味甘微苦，性平。形如香芋。小儿多食，滞气难消①。近出一种落花生，诡名长生果，味辛苦甘，性冷，形似豆荚，子如莲肉，同生黄瓜及鸭蛋食，往往杀人。多食令精寒阳痿。

香芋

味甘淡，性平。多食泥②膈滞气。小儿及产妇尤宜少食。

甘露子

味甘，性平。即草石蚕。不宜生食，多食，令生寸白虫。与诸鱼同食，令人吐。或以萝卜卤及盐渍③水收之，则不黑。亦可酱渍蜜藏。

桑椹子

味甘酸，性微温。小儿多食，令心痛。

【注释】

① "味甘 ..... 难消。"：疑前有缺文。

②泥：使黏滞不通畅。

③菹（zū）：酸菜、腌菜。

【原文】

黄精

味甘微苦，性平。忌水萝卜。太阳之草名黄精，食之益人。太阴之草名钩吻，食之即死。勿同梅子食。

马槟榔

味苦甘，性大寒。又名马金囊。产妇忌食。女人多食，令子宫冷，绝孕。

椰子浆

味甘，性温。食之昏昏如醉①。食其肉，则不饥。饮其浆，则增渴。

庵罗果②

味甘，性温。俗名香盖，西洛③甚多。多食，动风疾。凡时疾后、食饱后俱不可食。同大蒜辛物食，令人患黄病。

【注释】

①昏昏如醉：昏昏沉沉像喝醉了一样。

②庵罗果：又名盖香，似梨样水果，来自西域。庵罗果树长得像花林树，而且极大。叶子像茶叶，形状像北梨，五六月熟，可入药。

③西洛：疑为"西域"。

【原文】

诸果有毒

凡果未成核者，食之，令人发痈疖及寒热。果落地，有恶虫缘①过者，食之，令人患九漏②。

果双仁者，有毒，杀人。瓜双蒂者、沉水者，皆有毒，杀人。凡果忽有异常者，根下必有毒蛇恶物，其气熏蒸所致，食之，立杀人。

解诸果之毒

烧猪骨灰为末，水服。

收藏

青梅、枇杷、橄榄、橙、李、菱、瓜类，以腊水③入些少铜青末，密封于净罐内，久留色不变。或用腊水入薄荷、明矾少许，将诸果各浸瓮内，久藏味佳，且不变色。

【注释】

①缘：爬。

②九漏：漏症之合称。出《诸病源候论》卷三十四。急慢性化脓性感染治疗不当而引致之漏症甚多，归纳为九种者称之为九漏。《外科正宗》卷十二则称：狼漏、鼠漏、脓漏、蝼蛄漏、蜂漏、蜈蚣漏、蛴螬漏、瘰疬漏、转脉漏为九漏。

③腊水：即腊雪水，见于本书卷一。

味类

卷五

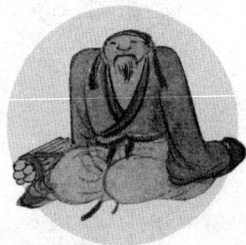

【原文】

盐

味咸，性寒。多食，伤肺发咳，令失色，损筋力。患水肿者、喘嗽者忌食。喜咸人必肤黑，血病无多食盐，多食，则脉凝涩而变色。盐中多以矾硝灰石之类杂秽，须水澄①，复②煎乃佳。河东天生③者及晒成者，无毒。其煎炼者，不洁有毒。一种戎盐，功用相同。凡饮食过多作胀，以盐擦牙，温水漱咽二三次，即消。乌贼鱼骨能淡盐。服甘遂药者，忌之。用盐擂椒，味佳。

【注释】
①澄：澄清之意。
②复：重复，再一次。
③天生：自然产生的。

【原文】

豆油

味辛甘，性冷，微毒。多食，困脾，发冷疾，滑骨髓。菜油功用相同。

麻油

味甘辛，性冷。多食，滑肠胃，发冷疾。久食，损人肌肉。生性冷，熟性热，可随时熬用。凡经宿者，食之动风。若过于煎熬者，性极热，勿用。

黑沙糖

味甘，性温。多食，令人心痛，生长虫，消肌肉，损齿，发疮。同鲫鱼食，生疳虫。同葵菜食，成流癖。同笋食，成瘕，令身重不能行。令人每用为调和，徒取其适口，而不知阴①受其害也。

白沙糖

味甘，性寒。多食，助熟②，损齿，生虫。轻白如粉者，为糖霜。坚白如冰者，为晶糖。性味相同。

【注释】

①阴：不露于表面的。

②熟：应当作"热"。

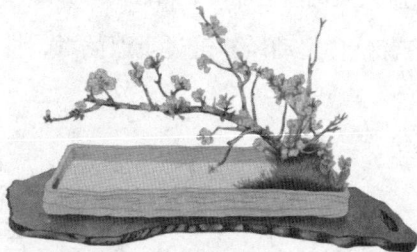

【原文】

蜂蜜

味甘，性微温。多食，动脾。凡取蜜，夏冬为上，秋次之，春则易发酸。川蜜温，闽广性热，西南蜜凉，色白，味甜。七月勿食生蜜，令人暴下霍乱。青赤酸者，食之心烦。与李子、生葱、韭薤、莴苣同食，令人利下。勿同黍米食。食蜜饱后，不可食鲊，令人暴亡。多食，发湿热病，生虫蠹。小儿尤宜少食。凡蜜钱诸果，用细辛置于顶，不虫蛇。

薄荷

味辛，性凉，虚弱人久食，成消渴病。新病初愈食之，令虚汗不止。与鳖相反。猫食之醉。凡收薄荷者，须隔夜以粪水浇①之，雨后乃可刈收②，则性凉，不尔不凉也。

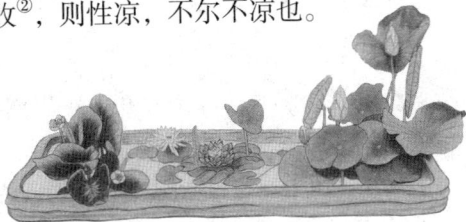

荜茇③

味辛，性热。能动脾肺之火。多食，令人目昏。食料不宜用之。

【注释】

①浇：浇灌。

②刈（yì）收：收割。

③荜茇（bì bá）：现作荜拔，又名荜拔梨。属胡椒目，胡椒科植物。呈圆柱形，稍弯曲，由多数小浆果集合而成，果穗可入药。

【原文】

草豆蔻

味辛涩，性温。多食，能助脾热，伤肺损目。不如缩砂仁、白豆蔻之性气和也。

红豆蔻

味辛，性温。多食，令人舌粗，不思饮食，最能动火，伤目致衄。食料①中不宜用之。

食茱萸

味辛苦，性大热。多食，动脾火，发浮肿，虚恚②，发疮痔。有目疾火证者，忌食。勿同茨菇食。

【原文】

川椒

味辛，性热，有毒。多食，令人乏气伤血脉。凡有实热喘以嗽，及暴赤火眼者，勿食椒。五月食椒，损气伤心，令人多忘。闭口者杀人。中其毒者，用凉水麻仁浆解之。川椒肉厚皮皱，其子光黑①，如人子瞳②。他椒子虽黑而无神，土椒子则无光矣。花椒性味相同，但力差薄耳。

胡椒

味辛，性大热，有毒。多食，损肺，令人吐血，助火，昏目发疮。有实火及热病患食之，动火伤气，阴受其害。病咽喉口齿及肠红③痔漏者，忌之。妊妇食之，令助胎热，子生疮疥。

【注释】
①光黑：黑色有光泽的样子。
②子瞳：疑为倒，当为"瞳子"。
③肠红：指便中有血。

【原文】

小茴香

味辛甘，性微温。力缓于大茴。有实火人宜少食之。其茎叶与子性味相同。

莳萝

味辛，性温。杀鱼肉毒。有实热者少食。其根有大毒，误食，杀人。

桂皮

味辛，性温。有实火者少食。忌生葱、石脂。

茶

味苦而甘，茗[①]性大寒，荈[②]茶性微寒。久饮令人瘦，去人脂，令人不睡。大渴及酒后饮茶，寒入肾经，令人腰脚膀胱冷痛，兼患水肿挛痹诸疾。尤忌将盐点茶，或同咸味食，如引贼入肾。空心[③]切不可饮。同榧食，令人身重。饮之宜热，冷饮聚痰，宜少勿多，不饮更妙。酒后多饮浓茶，令吐。食茶叶令发黄成癖。唯蒙茶性温，六安、湘潭茶稍平。松茗伤人为最。若杂入香物，令病透[④]骨。况真茶即少，杂茶更多，民生日用[⑤]，受其害者，岂可胜言？妇妪蹈其弊[⑥]者更甚。服威灵仙、土茯苓者忌之。服史君子者忌饮热茶，犯之即泻。茶子捣仁，洗衣，去油腻。广南一种苦蓉[⑦]，性大寒，胃冷人勿食。

103

【注释】

①茗：茶树的嫩牙。郭璞云："早采为茶，晚采为茗。"

②岕（jiè）：指两山之间。岕茶，茶名。产于浙江省长兴县境内的罗岕山，故名。此指产于两山之间的茶。

③空心：空腹之意。

④透：穿过、透过之意。

⑤民生日用：百姓日常生活饮用。

⑥蹈：受到之意。弊：指伤害。

⑦苦蕣（chéng）：皋芦的别名。

【原文】

　　酒类甚多，其味有甘、苦、酸、淡、辛、涩不一，其性皆热，有毒。多饮，助火生痰，昏神软件①，损筋骨，伤脾胃，耗肺气，夭人寿②。饮冷酒同牛肉食，令人生虫。同乳饮，令人气结。同胡桃食，令咯血。酒醉卧黍穰，食猪肉，患大风③。酒同芥食，及合辛辣等物，缓人筋骨。酒后饮茶多，伤肾聚痰，成水肿及挛痛，腰脚重坠，膀胱疝证，腹下冷痛，消渴，痰饮。久饮过度，令人精薄无子。醉卧当风，成癞风④瘫痪。醉后浴冷水，成痛痹。凡用酒服丹砂、雄黄等药，能引药毒入四肢，滞血，化为痈疽。中一切砒蛊等毒，从酒得者不治。

凡饮酒宜温不宜热，宜少不宜多。饮冷酒成手战⑤。有火证、目疾、失血、痰嗽、痔漏、疮疥者，并宜忌之。饮酒者喜咸恶甘，勿同甜物食。枳椇、葛花、赤豆花、绿豆粉皆能醒酒解毒。酒浆照人无影，及祭酒自耗者，勿饮。酒酸，以赤小豆一升，炒焦，入罐内，可变好。

【注释】

①软件：四肢乏力、无力之意。

②天人寿：使人的寿命减少。

③大风：病名，疑为麻风。《素问·长刺节论》："骨节重，须眉堕，名曰大风。"

④癜风：病名。指肌肤因感邪而症见皮肤生紫点或出现白色斑疹者，为紫癜风、白癜风的合称。

⑤战：通"颤"，发颤、发抖。

【原文】

烧酒

味甘辛，性大热，有毒。多饮，败胃伤胆，溃髓弱筋①，伤神损寿。有火证者忌之。同姜、蒜、犬肉食，令人生痔，发痼疾。妇妊饮之，令子惊痫。过饮发烧者，以新汲冷水浸之，或浸发即醒。中其毒者，服盐冷水、绿豆粉可少解。或用大黑豆一升，煮汁一二升，多饮服之，取吐便解。

【注释】
①溃髓弱筋：使髓骨溃烂，筋骨衰弱。

【原文】

酒糟

味辛甘，性温。腊月者可久留，有火热病及喘嗽者，勿食糟物。

醋

味酸甘苦，性微温。解鱼、肉、瓜、菜毒。米醋乃良。多食损筋骨，伤胃气，不益男子，损齿灭颜，能发毒。不可同诸药食，服茯苓、丹参、葶苈药者忌之。凡风寒咳嗽及泻痢脾病者，勿食。

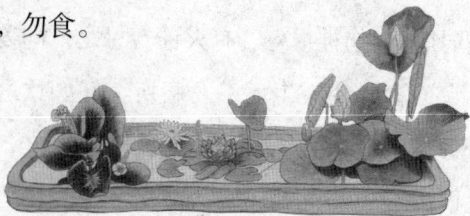

酱

味咸甘，性冷。杀鱼、肉、菜、蕈、百药毒。多食，助湿发疮，发小儿无辜①，生痰动气。妊妇合雀肉食，令儿面黑。同葵、藿食，能堕胎。麦酱同鲤鱼及鱼鲊食，生口疮。患肿胀、五疸、咳嗽者，勿食豆酱乃佳。患疮疖者食之，令瘢黑。服甘遂者忌之。

【注释】

① 无辜：即蟇姑，病证名，指小儿疳类疾病。隋代巢元方等《诸病源候论·无辜病候》云："小儿面黄发直，时壮热，饮食不生肌肤，积经日月，遂致死者，谓之无辜。"

【原文】

饴糖

味甘，性温。多食，生痰助火，动脾风，发湿热。患中满、吐逆、秘结、牙䘌、赤目、疳病者，切忌食之。勿同猪心肺食。服半夏、菖蒲者忌之。

豆腐

味甘咸，性寒。多食，动气作泻，发肾邪及疮疥、头风病。夏月少食，恐人汗入内。凡伤豆腐及中毒者，食莱菔、杏仁可解。

粉皮索粉

俱味甘，性凉。脾胃虚弱者，多食难化，令腹痛泄泻，食杏仁即消。如近杏仁，即烂不成索①。

【注释】
①索：索条状的物质。

【原文】

乳酪

味甘酸，性寒。患脾痢者勿食。羊乳酪同鱼鲊食，成瘕。忌醋。不可合鲈鱼食。

酥油

味甘，性微寒。患脾气虚寒者，宜少食之。

乳饼

味甘，性微寒。多食，动气滑肠，生痰。患泄泻者，不宜食。

鱼鳔

味甘咸，性平。脾胃虚者，宜少食之。回鱼者性寒，不益肾。

鱼脍

味甘，性温。同乳酪食，令霍乱。勿同诸瓜食，夜食①不消成积。食后饮冷水生虫，疫病后食之，损脾成内疾。食生鲙②成瘕为怪病。过食不消者，用马鞭草汁和酒服可化。勿同猪肝食。

【注释】

①夜食：夜间食物之意。

②鲙：同"脍"，细切的肉。

【原文】

鱼酢①

味甘咸，性平。诸鱼皆可作酢，多食难化，发疮疥。防杂发害人。生酢损人，食之，动脾胃病。同胡荽、同葵菜、同豆藿、同麦酱、同绿豆、同蒜食，并令消渴及霍乱。无鳞鱼鲊，尤不益人。

生姜

味辛甘，肉性温、皮性寒。生发散，熟温中，多食损心气，发目疾、五痔、失血。凡患疮疖人食之，长恶肉。妊妇多食生姜，助胎热，令子生疮疥，或生多指。多食辛辣，皆能损胎。夜不食姜，免耗真气。忌同猪肉、牛肉、马肉、兔肉食。秋姜宜少食，能泻气夭年②。干姜久食，令人目暗。妊妇食之，令胎内消，盖其性大热而辛散也。糟老姜入蝉蜕，则无筋。

【注释】

①鱼酢：当作"鱼鲊"。本段其他两个"酢"字，
　均当作"鲊"。

②夭年：折寿之意。

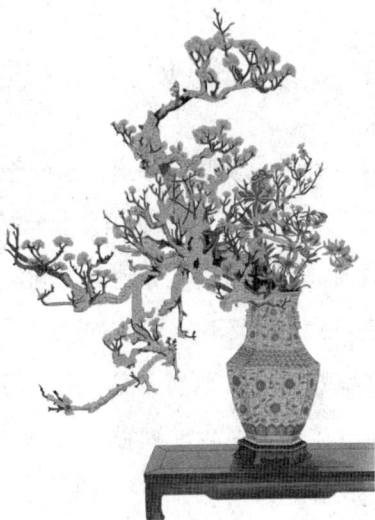

鱼类

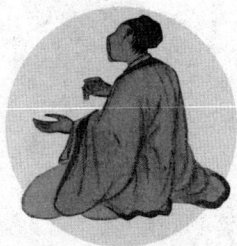

【原文】

鲤鱼

味甘，性平。其胁鳞一道，从头至尾，无大小，皆三十六鳞。阴极则阳复^①，故能发风动火。同犬肉、豆藿食，令消渴。同葵菜食，害人。天行病^②后及下痢者、有宿症者，俱不可食。风病患食之，贻祸无穷。服天门冬、紫苏、龙骨、朱砂人忌食。鲤脊上两筋及黑血有毒。溪间生者，毒在脑。山上水中生者，不可食。炙鲤勿使烟入目，大损目光，三日内必验。鲤鱼子合猪肝食，能害人。勿同鸡肉鸡子食。

【注释】
①阴极则阳复：指阴发展到了极点，阳开始恢复。
②天行病：病名，又称时疫。因疠气疫毒从口鼻传入所致，有强烈传染性。

【原文】

鲫鱼

味甘，性温。同蒜食，助热。同沙糖食，生疳虫。同芥菜食，发浮肿。同鸡、雉、鹿、猴肉及猪肝食，生痈疽。服麦门冬者，食之害人。鲫鱼子忌同猪肝食。

鳊鱼

味甘，性温。患疳痢者，勿食。

鲥鱼

味甘，性平。多食，发痼疾及疮疥疳疾。

鲈鱼

味甘，性平，有小毒。多食发疮肿，成痃癖①。勿同乳酪食。肝不可食，剥人面皮②。中鲈鱼毒者，多饮芦根汁可解。

鳜鱼

味甘，性平。鬐③刺凡十二，以应十二月。误梗害人，以橄榄核磨水，服之可解。

【注释】
①痃癖（xuán pǐ）：病名。脐腹偏侧或胁肋部时有筋脉攻撑急痛的病症。
②剥人面皮：使人面上脱皮。
③鬐（qí）：通"鳍"。

【原文】

鲢鱼

味甘，性温。多食，令人热中发渴，或发疮疥。

鲭鱼

味性甘平。作鲊与服石人[1]相反。勿与生胡荽、麦酱、豆藿、生葵菜同食。服术人忌之。

白鱼

味甘，性平。多食，热中生痰，泥[2]人膈，发灸疮。同枣肉食，令患腰腹痛。经宿者勿食，令人腹冷，炙食，亦少动气。患疮疖者勿食，能发脓。

回鱼

味甘，性平。多食，动痼疾。同野猪、雉肉食，令人发癞[3]。同鹿肉食杀人。赤目赤须者，忌食。

【注释】
①服石人：即服用丹药的人。
②泥：阻碍、阻止之意。
③癞：此为癞疮，指恶疮之类。

鲚鱼①

味甘，性温。多食，助火动痰，发疮疾。

鲨鱼②

味甘，性平。多食，发疮疥。此鱼大者四五寸，小时即有子③。忌甘草。

鲦鱼

味甘，性温。此鱼长仅数寸，形狭而扁，状如柳叶，性好群游。多食，发疮疥、丹毒。

鲙残鱼

味甘，性平。鲜，多食，令人发疮疥及小儿赤游风④。晒干者，名银鱼。又一种鱵鱼⑤，形似鲙残，但喙上多生一针，功用相同。

鳙鱼

味甘，性温。状似鲢而色黑，其头最大，俗呼花鲢。鲢之美在腹，鳙之美在头。其目旁有乙骨，食鱼去乙，是矣。多食，动风热，发疮疥。

【注释】

①鲊(cǐ)鱼：《山海经－南山经》中记载的一种异兽。又名刀鱼、鲚鱼、魣鱼。头长而狭薄，腹背像刀刃，故名刀鱼，大多生活在具区泽山。

②鲨鱼：吹沙小鱼。此为生活在溪涧的小鱼，非海中的鲨鱼。

③小时即有子：此种鱼在小时候腹内就有鱼子。

④赤游风：病症名，又名赤游丹，即胎热丹毒。

⑤鱵(zhēn)鱼：别名箴鱼，头长、前端尖，腹面较狭，栖息于浅海等地。

【原文】

鳟鱼

味甘，性温。一名赤眼鱼。多食，动风气，助湿热，发疮疖癣疥及痼疾。

鲩鱼

　　味甘，性温，即草鱼。多食，发诸疮及湿毒流气、痰核病。

石首鱼

　　味甘，性平。俗名黄鱼。曝丁为白鲞^①，食之能消瓜成水。又一种黄花鱼，形状相似，但色黑耳。

勒鱼^②

　　味甘，性平。干者谓之勒鲞。甜瓜生者，用勒鱼骨插蒂上，一夜便熟。石首鲞骨亦然。

【注释】

①鲞（xiǎng）：指干鱼，腊鱼。即剖开晾干的鱼。

②勒鱼：又名曹白鱼。《本草纲目》："勒鱼，出东南海中。以四月至，渔人设网候之，听水中有声则鱼至矣。有一次、二次、三次乃止。状如鲥鱼，小首细鳞，腹下有硬刺，如鲥腹之刺。头上有骨，合之如鹤喙形。干者谓之勒鲞，吴人嗜之。"

118

【原文】

鲴鱼

味甘，性平。和生姜、粳米煮，骨皆软，其子有毒，食之，令人下痢。

杜父鱼

味甘，性温。状似鲨而短，尾岐、头大、口阔，身黄黑有斑，脊有刺。患疮疖者，忌食。脊有细虫如发，宜去之。

鳢鱼①

味甘，性寒，即黑鱼。有疮人不可食，令瘢白②，食之无益，能发痼疾。

【注释】

①鳢（lǐ）鱼：又称"乌鳢""铜鱼""黑鱼"。

②瘢白：瘢痕发白。

【原文】

鳗鲡鱼

　　味甘，性微温，有小毒。同白果食，患软风。多食，动风。妊妇食之，令胎有疾。有重三四斤者、昂头三寸游者、四目者、无腮者、背有白点者、腹有黑斑者，并有毒，食之杀人。尖头剑脊黑色者，有毒，食之无味。其骨烧烟熏蚊，令化为水。熏毡及屋舍竹木，断①蛀虫。置书笥②衣箱，不生蠹。海鳗鲡，性味相同，暖而不补。一种肉粗无油者，有毒勿食。干者名风鳗。

【注释】

①断：防止之意。

②书笥（sì）：指书箱。

【原文】

鳝鱼

　　味甘，性大温，即黄鳝。多食，令人霍乱，发疮疾，动风气，损人寿。时行病①后食之，复发。勿与犬肉、犬血同食。妊妇食之，令子声哑。黑而大者有毒，食之杀人。蓄水缸内，夜以灯照，通身浮水面，项下有白点，此乃蛇变者，急宜弃之。以蒜瓣投缸中，则群鳝跳掷不已，亦物性相制也。煮鳝忌桑柴火。食鳝中毒，食蟹即解。

鳅②鱼

味甘，性平，即泥鳅鱼。同白犬血、肉食，和灯心煮鳅，甚妙。忌桑柴煮。

鳝③鱼

味甘，性平，有小毒。即黄鱼。俗呼着甲鱼。多食，生痰助热，发风动气，发疮疥。同荞麦面食，令人失音。作鲊食，令人难克化。服荆芥药者，忌之。

【注释】

①时行病：因感四时不正之气所导致的一种流行性疾病。

②鳅（qiū）鱼：全国各地河川、水田等天然淡水水

域中均有分布，群体数量大，是一种小型淡水经
济鱼类。

③鳝（shàn）鱼：即鳝鱼。体长侧扁的一类生物。

【原文】

鲟鱼

味甘，性平，即鲟鳇鱼。一名鲔鱼[①]。多
食，动风气，发一切疮疥。久食，令人心痛腰疼。
同笋干食，发瘫痪。小儿食之，成咳嗽及癥瘕[②]。
能发诸药毒，服丹石人忌食，作鲊虽珍，亦不
益人。

鲇鱼[③]

味甘，性寒，有小毒。同牛肝食，患风噎
涎。同野猪肉食，令吐泻。同雉肉食，生痈疖。
同鹿肉食，令筋甲缩。赤目赤须无腮者，并有毒，
误食杀人。反荆芥。

黄颡鱼

味甘，性平，微毒。一名鳑魮[④]。状似

小鮠，身青黄色，腮下有二横骨、两须、有胃，作声轧轧。其胆春夏近上，秋冬近下。多食，发疮疥，不益人。反荆芥，能害人。

【注释】

①鮪（wěi）鱼：别名金枪鱼、吞拿鱼。

②瘷：同"嗽"，即咳嗽。

③鲇（nián）鱼：又称胡子鲇、塘虱鱼、生仔鱼。其特征为周身无鳞，身体表面多黏液，头扁口阔，上下颌有四根胡须。

④鮏魠（yāng yà）：黄颡鱼的别称。

【原文】

河豚

味甘，性温，有毒。海中者，有大毒，多食，发风助湿动痰。有痼疾疮疡者，不可食。与荆芥、菊花、桔梗、甘草、附子、乌头相反。修治失法①，误入烟煤或沾灰尘，食之并能杀人。三月后即肉内生斑，不可食之。妊妇食之，令子赤游风。其血有毒，脂令舌麻，子令腹胀，眼令目花。其肝及子有大毒，入口烂舌，入腹烂肠，无药可解。中其毒者，以橄榄、芦根汁、粪清、甘蔗汁解之，少效。或用鸭血灌下，可解。服药人不可食之。赤目者、极肥大者、腰腹有红筋者，误食杀人，诸药不能解。厚生②者宜远之，勿食。又一种斑子鱼，形似小河豚，其性味有毒，与河豚相同。河豚鱼，饱后不可再食，食此不可尽饱，宜防发胀耳。

鳡鱼

味甘，性平。吞啖同类，池中有此不能蓄③鱼。生疮疖者，勿食。

【注释】

①修治失法：加工处理没有正确的方法。

②厚生：厚，重视也。重视生命、爱护生命。

③蓄：养殖。

【原文】

石斑鱼

生南方溪涧①，长数寸，白鳞黑斑，浮游水面，闻人声则划然②深入。其子及肠有毒，误食，令人吐泻，饮鱼尾草汁少许，解之。

黄鲷鱼

味甘，性温。此鱼阔不逾寸③，长不近尺。其油点灯，令人昏目。

鳙鱼④

味甘，性平。俗名春鱼。春月间从岩穴中随水流出，状似初化⑤鱼苗，一斤千头。或云鲤鱼苗也。今宣城、泾县于三月三前后三四日亦出小鱼。土人⑥炙收寄远，或即此鱼。

【注释】

①溪涧：小溪中。

②划然：立刻、马上。

③阔：宽度。逾：多于、超过。

④鳙(yù)鱼：鲚鲅所属的亚科名，该类群统称鲚鲅，古意鳀鱼的幼鱼。春日产卵孵化，其鱼苗可干制加工。

⑤初化：此为刚刚孵化。

⑥土人：当地的人，原住民。

【原文】

金鱼

味甘咸，性平。味短，不宜食，止堪养玩。鱼啖橄榄渣、肥皂水、鸽粪即死。得白杨皮不生虱。

比目鱼

味甘，性平。多食，动风气，有风湿病者勿食。

鲔鱼

味甘，性平。尾有两歧如鞭鞘。患痈疽者勿食。

鲛鱼

味甘，性平，即沙鱼。皮可饰刀剑。大者尾长数尺，能伤人。小者子随母行，惊即从口入母腹中。虎沙能咬人形，被暗伤人以红布系腰，可免。忌甘草。

乌贼鱼

味咸，性平。多食，动风气。其墨亦可书字，但逾年则迹灭。其骨名海螵蛸，文[1]顺者是真，横者为假。能淡盐，投骨于井，水虫皆死。乌贼遇小满，则形小也。

邵阳鱼

味甘咸，性平，有小毒。状如盘及荷叶，无足无鳞，背青腹白，口在腹下，目在额上，尾长有节，螫[2]人甚毒。吴人腊[3]之，食之无益。其尾候人尿处叮[4]之，令阴肿痛至死，拔去乃愈。被刺毒者，以鱼厴竹及海獭皮解之。

竹鱼

味甘，性平。出广南桂林湘江，状似鲭鱼

而少骨刺，色青翠可爱，鳞间有朱点⑤。多食，
发疮疾。

饮食须知

读经典 学养生

YIN
SHI
XU
ZHI

卷六

鱼类

【注释】

①文：疑为纹，指纹理之意。

②螫：指叮咬之意。

③腊：此即腌制之意。

④叮：应作"订"，形近而讹。

⑤朱点：红点。

【原文】

鳖肉

味甘，性冷。同猪、兔、鸭肉食损人。同
芥子食，生恶疮。同苋菜食，令腹中成肉鳖，
害人。不可同桃子、鸭子、鸡子食。《礼记》云：
食鳖去丑①。谓颈下有软骨如龟形，食之令人
患水病。有冷气癥瘕人，不宜食之。凡鳖三足
者、赤足者、独目者、头足不缩者、目四陷者、
腹下有王字形十字文者、腹有蛇纹者、目白者、
山上生者名旱鳖，并有毒，食之杀人。夏天亦
有蛇化者，食须慎之。妊妇食之，令子短项。
薄荷煮鳖能害人。鳖无耳，以目为听。纯雌无雄，

以蛇鼋为匹②，故烧鼋脂可以致鳖。遇蚊叮则死，得蚊煮则烂。熏蚊者，又用鳖甲，物相报复③如此。鼍④一鸣而鳖伏，性相制也。池中有鳖，鱼不能飞。其胆味辛辣，破入汤中，可代椒而辟腥。其性畏葱及桑灰。甲无裙而头足不缩者，名曰纳鳖。有毒，食之令人昏塞。以吴蓝⑤煎汤，服之立解。甲亦有毒。三足者名曰能鳖，有大毒，误食杀人。

【注释】

①丑：此为鳖壳。

②鼋（yuán）：名沙鳖、蓝团鱼，是鼋属动物下三个物种中的一种，也是鳖科动物中体型最大的一种，是现存最古老的爬行动物。匹：匹配。

③报复：制约、约束之意。

④鼍（tuó）：指鳄形目鳄科鼍亚科鼍属的一种。又名中华鳄、扬子鳄。

⑤吴蓝：药名。《圣济总录》中有"吴蓝汤"记载，如《圣济总录》卷六十一的"吴蓝汤"治疗黄汗，卷一三八的"吴蓝汤"治丹毒，卷一八二的"吴蓝汤"治小儿丹毒等。明代宋应星《天工开物·蓝淀》："凡蓝五种，皆可为淀……蓼蓝、马蓝、吴蓝等皆撒子生。"可推知吴蓝具有清热解毒、凉血消肿的功效。

饮食须知

读经典 学养生

YIN
SHI
XIU
ZHI

卷六

鱼类

【原文】

龟肉

味酸，性温。此物神灵，不可轻杀。六甲日[①]、十二月俱不可食，损人神。同猪肉、菰米、瓜苋食，害人神。龟版当心前一处四方透明，如琥珀色者佳。头方、脚短、壳圆、版白为阳；头尖、脚长、壳长、版黄为阴。其息以耳[②]，肠属于首，雌雄尾交，亦与蛇匹。龟老则神，年至八百，反大如钱[③]。龟闻铁声则伏[④]，蚊嘬[⑤]则死。香油抹眼，入水不沉。老桑煮之易烂。龟尿磨瓷器，能令软。磨墨书石，能入数分[⑥]。取龟尿，以猪鬃或松叶针其鼻即出。金线绿毛龟，置书笥辟蠹。呷蛇龟[⑦]甲肉俱毒，不可食之。

鼋肉

味甘，性平，微毒。裂而悬之，一夜便觉垂长至地，闻人声则收。肠属于首，以鳖为雌，其脂摩铁则明，老能变魅[⑧]。非急弗食之。

【注释】

①六甲日：六甲日是中国干支纪年、纪月、纪日、纪时法中的天干为甲的六个日子。分为甲子日、甲戌日、甲申日、甲午日、甲辰日、甲寅日。

②其息以耳：指龟用耳朵呼吸。息，气息、呼吸之意。

③钱：指古人用的铜钱。

④伏：潜藏。

⑤嘈（zǎn）：叮、咬。

⑥数分：指一种尺寸或者是深度。

⑦呷蛇龟：龟的一种，能吃蛇。又名摄龟。《尔雅·摄龟》："十龟，三曰摄龟。"郭氏曰："小龟也，腹甲曲折，解能自张闭，好食蛇，江东呼为陵龟。盖今之呷蛇龟是也。"

⑧魅：成精。

【原文】

螃蟹

味甘咸，性寒，有小毒。多食，动风发霍乱，风疾人不可食。妊妇食之，损胎，令子头短及横生。不可同橘、枣、荆芥食，同柿食，令成冷积腹痛，服木香汁可解。未经霜蟹有毒。腹中有虫如小木鳖子而白者，不可食。大能发风。有独螯、独目、四足、六足、两目相向、腹下

131

有毛、壳中有骨、头背有黑点、足斑、目赤者，并有毒，不可食。中其毒者，服冬瓜汁、豉汁、紫苏汁、蒜汁、芦根汁皆可解之。糟蟹罐上放皂荚半锭①，可久留不坏。罐底入炭一块，不沙②。见灯易沙。得椒易腘③，得皂荚或蒜及韶粉可免沙腘。得白芷则黄不散。得葱及五味子同煮，则色不变。其黄能化漆为水，其螯烧烟，可集鼠④。蟛蜞⑤有毒，食多，发吐痢。又有剑蟹之类，并有毒，不可食。雄者脐长，雌者脐圆，腹中之黄，随月盈亏。流水⑥生者，色黄而腥，止水⑦生者，色绀而馨。

【注释】

①锭：数量词，用于块状物的形容。

②沙：指某些食物因过度熟烂而变得松软。

③腘（zhí）：发黏。

④集鼠：让老鼠聚集。此指引来老鼠之意。

⑤蟛蜞（péng qí）：淡水产小型蟹类。又称磨蜞、螃蜞。

⑥流水：指流动的水。

⑦止水：止，停也，即死水之意。

蚌肉

味甘咸，性冷。多食，发风动冷气，马刀肉①有毒。

蚬肉

味甘咸，性冷，微毒。多食，发嗽及冷气，消肾。

蛤蜊

味咸，性冷。与丹石人②相反。食之，令腹结痛。以枇杷核同煮，脱丁③。

蛏肉

味甘，性温。天行病后，不可食之。

蚶肉

　　味甘，性微温。多食，令人壅气，同饭食不口干。车渠④，盖瓦垄⑤之大者，作杯，注⑥酒满过一分，不溢。

【注释】

①马刀肉：为竹蛏科动物长竹蛏的肉。功效是清热明目，补虚止血，止渴解毒。

②丹石人：疑前缺"服"字，即为"服丹石人"。

③丁：通"疔"，中医学中指发病迅速而有全身症状的小疮，形似钉。局部表现为红、肿、热、痛，呈小结节，并可逐渐增大。

④车渠：是软体动物门双壳纲的海洋动物。

⑤瓦垄：即瓦楞子。蚶的贝壳形似瓦楞，故得此名。

⑥注：指倒入、进入之意。

【原文】

淡菜

　　味甘，性温。多食，令头目昏闷。得微利可已。久食，脱人发。服丹石人食之，令肠结。烧食，即苦，不宜人。以少米先煮熟后，去毛，再入萝卜，或紫苏、或冬瓜同煮，尤佳。

田螺

味甘，性大寒。其肉视月盈亏，有冷积人勿食。小者名螺蛳，性味相同。清明后其中有虫，不可食用也。细长者名海蛳，味咸，性寒，肉绿色。

鲎鱼[①]

味辛咸，性平，微毒。多食，令咳嗽，发疮癣。其行，雌常负[②]雄，失雌，雄即不动，取必双得。其血碧色，尾有珠如粟。烧脂可以集鼠，蚊螫即死。小者名曰鬼鲎，食之害人。

海蛇

味咸，性温，即海蜇。无口、眼、腹、翅，块然一物。以虾为目，虾去则住[③]。浸以锻石灰、矾水，则色白。

【注释】

①鲎（hòu）鱼：又名"中华鲎"、马蹄蟹，属节肢动物，剑状尾，全身黄褐色，通常生活在南中国海。

②负：背之意。

③住：停止，停住。

【原文】

虾肉

味甘咸，性温，有小毒。多食，动风助火，发疮疾。有病人及患冷积者勿食。小儿食之，令脚弱。鸡犬食之，亦令脚屈弱。生水田沟渠中者有毒，切勿以热饭盛密器内，作鲊食，毒人至死。虾无须者、腹下通黑及煮熟色变白者，并有毒，不可食。勿与鹿獐肉、猪肉、鸡肉同食。妊妇食之，令子难产。

海虾

味甘咸，性平，有小毒。同猪肉食，令人多唾。闽①中有五色虾，长尺余，曝干为对虾，功用相同。

蛙

味甘，性寒，即田鸡。其骨热食之，令小便淋。妊妇食之，令子声哑寿夭。小蛙食多，令人尿闭，脐下酸痛。有至死者，擂车前水，饮可解。正月出者名黄蛤，不可食。渔人多以蟾蜍去皮伪②充，有毒勿食。

【注释】
①闽：地名，指福建。
②伪：有意掩盖本来面貌或作假。

【原文】

海参

味甘咸，性寒滑。患泄泻痢下者勿食。

燕窝

味甘，性平。黄黑霉烂者有毒，勿食。

137

牡蛎肉

味甘，性温。俗呼鲍鱼。海牡蛎可用，丈夫服之，令人无髭①。

鼍肉

味甘，性温，有小毒。食之，发冷气痼疾。此物有灵，不可食之。其涎最毒，身具十二生肖肉，唯蛇肉在尾，最毒。

鲮鲤肉

味甘涩，性温，有毒。即穿山甲。其肉最动风，风疾人才食数脔②，其疾一发，四肢顿废。

蚺蛇③肉

味甘，性温，有小毒。四月勿食。其胿着醋，能卷人筋④，唯以芒草作箸⑤乃可。

【注释】

①髭（zī）：指胡须。

②脔（luán）：切成小块的肉。

③蚺（rán）蛇：指蟒蛇。

④卷：通"踡"。卷人筋：指使人筋蜷缩。

⑤箸：指人日常生活中用的筷子。

【原文】

诸鱼有毒

鱼目有睫、目能开合、二目不同，逆腮、全腮、无腮、白鬐、脑白连珠，腹下丹字形、形状异常者，并有毒，食之杀人。凡一切无鳞鱼皆有毒，宜少食之。妊妇食之，并难产育，令子多疾也。

紫荆花入鱼羹中，食之杀人。

解诸鱼毒

黑豆汁、马鞭草汁、橘皮、大黄、芦根汁、朴硝汤饮之皆可解。凡中鳅、鳝、虾、鳖、虾蟆毒，令脐下痛，小便秘，用豆豉一合，煎浓汁频饮之可解。

收藏

　　银鱼、鲞鱼，以干猪草一处，不变色味。藏白鲞，以干稻柴同包。凡洗□鱼，滴生油数点，则无涎，煮时下没药少许，则不腥。

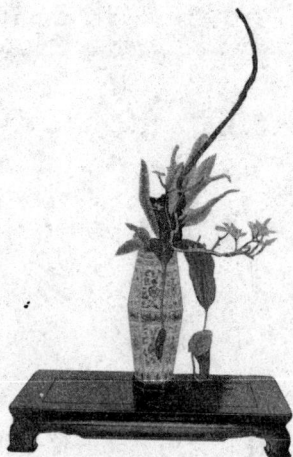

禽类

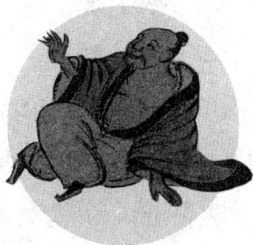

【原文】

鹅肉

味甘，性寒。苍鹅，性冷，有毒。嫩鹅有毒。多食，令人霍乱，发痼疾，生疮疥。患肿毒者勿食。火熏者尤毒，虚火咳嗽者勿食。鹅血，味咸，微毒。鹅卵，味甘，性温，多食鹅卵，发痼疾。煮鹅，下樱桃叶数片，易软。

鸭肉

味甘，性寒。黑鸭有毒，滑中发冷利，患脚气人忌食之。新鸭有毒，以其多食蚯蚓等虫也。目白者杀人。肠风下血人不可食鸭。鸭血，味咸，性冷，解诸药毒。鸭卵，味甘咸，性微寒。多食，发冷气，令人气短背闷。妊妇多食，令子失音，且生虫。小儿多食，令脚软。患疮毒人食之，令恶肉突出。不可合鳖肉、李子食，害人。合桑椹食，令妊妇生子不顺。过食鸭肉所伤，成瘕者，以糯米泔温服一二盏，渐消。

鸡肉

味甘酸，性微温。善发风助肝火。同葫、蒜、芥、李及兔、犬肝、犬肾食，并令人泻痢。同鱼汁食，成心瘕。同鲤鱼、鲫鱼、虾子食成痈[①]疖。同獭肉食，成遁尸[②]病。同生葱食，成虫痔[③]。同糯米食，生蛕虫。小儿食多，腹内生虫，五岁以下忌食。四月勿食抱鸡[④]肉，令人作痈成漏。男女虚乏有风病患食之，无不立发。勿同野鸡、鳖肉食。黄雌鸡，患骨蒸热者勿食。鸡有五色者、元⑤鸡白首者、六指者、四距者、鸡死足不伸者、阉鸡能啼者，并有毒，食之害人。老鸡头有毒，勿食。鸡肝，味甘苦，性温，微毒。《内则》云：食鸡去肝，为不利人。鸡卵，味甘，性平，微寒。多食，令腹中有声，动风气。同葱、蒜食，令气短。同韭食，成风痛。同鳖肉食，损人。同獭肉食，成遁尸病。同兔肉食，成泻痢。妊妇多食，令子失音。以鸡子、鲤鱼同食，令儿生疮。同糯米食，令儿生寸白虫。同鱼脍、同干姜食，令子生疳，发疮疥。小儿患痘疹者，不唯忌食，禁嗅其煎食之气。恐生翳膜也。醋能解蛋毒，过食蛋伤，紫苏子能消。

【注释】

①痛：原本为"瘫"，现改。

②遁尸：病名，流注的一种。明代李时珍《本草纲目·草七·忍冬》："五种尸注……遁尸者，附肉入骨，攻凿血脉，每发不可见死尸，闻哀哭便作也。"

③虫痔：病名。肛门痔而兼有蛲虫感染者。

④抱鸡：孵卵的母鸡。

⑤元："玄"的避讳词，黑色。距：雄鸡、雉等腿的后面突起的像脚趾的部分。

【原文】

野鸭

味甘，性凉。不可同胡桃、木耳、豆豉食。

野鸡

味酸甘，性微寒，春夏有小毒。患痢人不可食。久食，令人瘦，发五痔诸疮疥。同荞麦面食，生肥虫①。同菌蕈、木耳食，发五痔②，立下血。同胡桃食，发头风眩运③及心痛，损多益少，不可常食。卵同葱食，生寸白虫。同家鸡食，成遁尸病。自死爪甲不伸者，食之杀人。不可与鹿肉、猪肝、鲫鱼、鲇鱼、回鱼同食。

鹁鸽肉

味甘咸，性平。食多，减④一切药力，其血解百药、蛊毒。不可与獐肉同食。

【注释】

①肥虫：疑为蛔虫。

②五痔：病名，五种痔疮的总称。唐代孙思邈《千金要方·五痔》："夫五痔者，一曰牡痔，二曰牝痔，三曰脉痔，四曰肠痔，五曰血痔。"

③运：通"晕"。

④减：指降低之意。

【原文】

雀肉

味甘，性温。勿同猪肝及李食。妊妇食雀肉饮酒，令子多淫①。多食雀脑，动胎气，令子雀目②。同豆酱食，令子面皯③。服术人忌之。

鹑肉

味甘，性平。不可同猪肝食，令人生黑子④。同木耳、菌子食，令人发痔。鹑毛有斑点，善搏斗。始由虾蟆⑤、黄鱼所化，终以卵生，四时常有。鹌肉与鹑性味相同，形亦相似，但色黑无斑，夏有冬无。今通呼为鹌鹑也。

①令子多淫：令，使多，常常之意。多淫：常好于淫乐，性欲放纵。

②雀目：指病证名，即夜间视物不清的一类病证。又称夜盲病。

③酐（gǎn）：指人面色枯焦黝黑。

④子：疑为"痣"。

⑤虾蟆：亦作"虾蟇""蛤蟆"。青蛙和蟾蜍的统称。

【原文】

鹧鸪肉

味甘，性温。不可与竹笋同食，令人小腹胀。或言：此鸟天地之神，每月取一只飨至尊①，所以自死者，不可食。其鸟飞必南翅。

雁肉

味甘，性平。七月勿食，伤人神②。道家谓之天厌，不食为妙。久食动气。《礼记》③云：食雁去肾，不利人也。

【注释】

①飨：指祭祀。至尊：天帝之意。

②人神：人的精神。
③《礼记》：儒家经典之一，是研究中国古代社会
　情况、典章制度和儒家思想的重要著作。

【原文】

鹨鸠肉①

　　味甘，性热。即突厥雀。形似雌雉，鼠脚②，
无后趾，岐③尾，憨急群飞，雌前雄后。

鹳雉肉④

　　味甘，性平，有小毒。多食，令人瘦，发五痔。
同荞麦面食，生肥虫。同豆豉食，害人。卵同
葱食，生寸白虫。一名山鸡。山鸡有四种：似
雉而尾长三四尺者，为鹳雉。似鹳而尾长五六
尺，能走且鸣者，为鹖雉⑤，俗通呼鹳矣。似鹳
而小，首有采⑥毛，为鹁鷃⑦。似雉而腹有采色，
为锦鸡，俗通呼为锦鸡矣。又有吐绶鸡，每春
夏晴明，徐舒领⑧下锦绶，文采焕烂⑨，敛即不
见，养之并辟⑩火灾，食之有毒。

147

【注释】

①鹖（duò）鸠：鸟名。《尔雅·释鸟》："鹖鸠，寇雉。"

②鼠脚：其脚像老鼠的脚。

③岐：分歧、分叉。

④翟（dí）雉：又名山雉。《本草纲目》：翟，美羽貌。雉居原野，翟居山林，故得山名。

⑤鵤（jiāo）雉：野鸡的一种，尾长，可作装饰品，边走边叫，性勇健。

⑥采：通"彩"，指鲜艳的颜色。

⑦鵔鸃（jùn yí）：又称锦鸡，似山鸡而小，冠羽优美。

⑧领：指脖子。

⑨焕烂：灿烂、绚烂。

⑩辟：通"避"，即避开之意。

【原文】

鹖①鸡肉

味甘，性平。初病后勿食。鹖气猛，斗，期②必死。

白鹇③肉

味甘，性平。患疮疥者勿食。黑鹇气味相同。

【注释】

①鹎（hé）：鹎鸟也。《说文解字》："似雉，出上党。"

②期：抱有之意。

③鹇（xián）：鸟名，尾长，雄的背为白色，有黑纹，腹部黑蓝色，雌的全身棕绿色，是世界有名的观赏鸟。

【原文】

竹鸡肉

味甘，性平，即泥滑滑。谚云：家有竹鸡啼，白蚁化为泥。亦辟壁虱。

英鸡肉

味甘，性温。常食石英，秋月即无。

黄褐侯肉

味甘，性平，即青佳。多食，发喉痹①，用生姜可解。

桑扈肉②

味甘，性温，即蜡嘴。初病后勿食③。

鸜鹆④肉

味甘，性平，即八哥。天寒欲雪，即群飞如告。鸜鹆不逾济⑤，地气使然也。

【注释】

①喉痹：中医五官科病名词。指以咽部红肿疼痛，或干燥、异物感，咽痒不适，或吞咽不利等为主要临床特点的疾病。

②扈（hù）：农桑候鸟的通称。

③勿食：原本作"食勿"，文义不属，根据文义改正。

④鸜鹆（qú yù）：又称鸲鹆，八哥是俗名。

⑤济：疑为济水，《尔雅》中提到的四渎：江、河、淮、济，就是古代四条独流入海的河流。发源于今河南，流经山东入渤海。

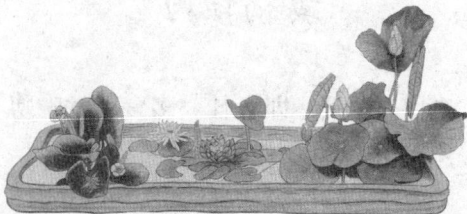

乌鸦肉

味酸涩，性平。羶臭不可食。肉及卵食之，令人昏志。

喜鹊肉

味甘，性寒。妇人不可食。

燕肉

味酸，性平，有毒。不可食，损人神气。不宜杀之。嗜燕人入水，为蛟龙所吞。燕作窝，长能容①二匹绢者，令人家富也②。窝穴北向，尾屈色白者，是数百岁燕。仙经谓之肉芝③。

【注释】

①容：容纳。

②嗜燕人入水……令人家富也：燕肉腥味大，鱼喜食，渔人常以燕肉作饵多获鱼。人常食燕肉，其气味亦能引水族，故言"嗜燕人入水，为蛟龙所吞"。

又言家有大燕窝可以使人富，系为迷信之说。

③仙经：道教经典。肉芝：道家称千岁蟾蜍、灵龟、燕之类为肉芝，食其可长寿。

【原文】

刺毛鸢肉

味甘，性平。有疮疥者，少食。

孔雀肉

味咸，性凉，微毒。食其肉者，自后服药必不效，为其解毒也。尾有毒，不可入目，令人昏翳。

鹗

即鱼鹰。能啖蛇。其肉腥恶，不可食。

鸥脑

有毒。同酒食，令人久醉，健忘。

鹤肉

有毒，顶血饮之，立死。性喜食蛇，蛇闻声而远去，人家畜之，以辟蛇。

鹳肉

有毒，不可食。其骨入沐汤，浴头，令发尽脱，更不生也。又能杀树木。鹳生三子，一为鹤，巽极成震[①]，阴变阳也。

鸳鸯肉

味咸，性平，有小毒。多食，令人患大风病。

鸬鹚肉

味酸咸，性冷，微毒。即水老鸦。凡鱼骨梗者，密念鸬鹚不已，即下。妇食之，令逆生[②]。

猫头鹰

夜勿煮炙，能引鬼魅。

诸鸟有毒

凡鸟自死自③闭、自死足不伸，白鸟元④首、元鸟白首、三足、六指、异形异色、四翼、肝色青者、野禽生卵有八字形者，并有毒，食之杀人。

【注释】

①巽（xùn）、震：指《周易》六十四卦中二卦名。此指男女。

②逆生：难产，倒生。

③自：疑指"目"字，即眼睛。

④元：黑色。为避康熙帝（玄烨）之名讳，改玄为元。

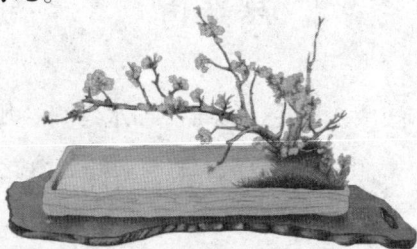

兽类 | 卷八

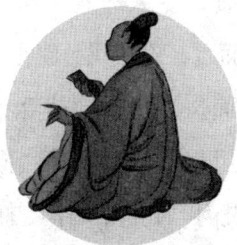

【原文】

猪肉

　　味苦，性微寒，有小毒。牡曰豭①，牝曰
彘②，子曰豚，牡而去势曰豶③。生江南者，谓
之江猪，唯豭肉无毒。多食，闭血脉，弱筋骨，
虚人肌。疫病者、金疮者，尤宜忌之。久食，
令人少子伤精，发宿疾。豚肉久食，令人遍体
筋肉碎痛，乏气。江猪多食令人体重，作脯，
少④有腥气。久食解药力，动气发疾。伤寒、疟痢、

痰癌、痔漏诸疾，食之，必再发，难愈。反梅子、乌梅、桔梗、黄连，犯之令人泻痢。服胡黄连食之，令人漏精。服甘草者忌之。同牛肉食，生寸白虫。同兔肉食损人。同羊肝、同鸡子、同鲫鱼及黄豆食，令人滞气。同葵菜食，令人少气。同荞麦面食，患热风，脱须、眉毛、发。同生姜食，生面斑发风。同胡荽食，烂人脐。同苍耳食，动风气。同百花菜、同吴茱萸食，发痔瘘。同龟鳖肉、麋鹿驴马肉、虾子食，伤人。多食，令人暴肥，盖虚风所致也。头肉有毒，多食，动风发疾，猪肉毒在首，故有病者忌之。项肉⑤俗名槽头肉，肥脆能动风。脂膏勿令中水，腊月者历年不坏。反乌梅、梅子，忌干漆。脑，味甘，性寒，有毒。《礼记》云：食豚去脑。能损男子阳道，临房不能行事，酒后尤不可食。今人以盐酒食猪脑，是引贼入室也。血，味咸，性平，服地黄、补骨脂、何首乌诸补药者忌之，能损阳也。同黄豆食，滞气。心，味甘咸，性平，多食耗心气，不可合吴茱萸食。肝，味苦，性温，猪临杀惊气入心，绝气归肝，俱不可多食。服药人勿食。不可合雄肉、雀肉及同鱼脍食，生痈疽。同鲤鱼、鲫鱼食，伤神。同鹌鹑食，生面黡⑥。肺，味甘，性微寒。同白花菜食，令人气滞发霍乱。八月和饴食，至冬发疽。肾，味咸，性冷。即腰子。久食，令人伤肾少子。虚寒者尤忌。冬月食之，损真气，发虚壅。胵⑦脂，微毒。男子多食，损阳。猪鼻唇，多食，动风气。凡花猪、病猪、白蹄猪、自死猪、煮汁黄者为黄镳猪、肉中有米星为□□⑧，俱不可食。烧肉忌桑柴。凡煮肉同皂荚子、桑白皮、高良姜、黄蜡，不发风气。得旧篱筚，易熟。煮肉封锅，入楮实子二三十粒，易烂且香。夏天用醋煮肉，可留数日。煮腊肉将熟，以红炭投锅内，则不油苤气。洗猪肚用面，洗肠脏用砂糖，能去秽气。中病猪毒，烧猪屎为末，水服钱许，三次可瘥。过食猪肉伤，烧猪骨为末，水服。或服芫荽汁、生韭汁，或加草果可消。煮硬肉，入山楂数颗，易烂。

【注释】

①豭（jiā）：公猪。

②彘（zhì）：本指大猪，后指一般的猪。此当母猪解。

③豶（fén）：未发过情或被阉割过的猪。

④少：稍微，有一点点。

⑤项肉：项，指脖子。猪后项部的肉。

⑥黔（qián）：浅黄黑色。

⑦胰（yí）：指猪的胰腺体。

⑧□□：此处为原文中脱字。

【原文】

羊肉

　　味甘，性热。反半夏、菖蒲。同荞麦面、豆酱食，发痼疾。同醋食，伤人心。同鲊鲙酪食，害人。热病、疫证、疟疾病后食之，复发致危。妊妇食之，令子多热病。头蹄肉，味甘，性平。水肿人食之，百不一愈①。冷病患勿多食。妊妇食羊目，令子睛白。血，味咸，性平。凡猪羊血食久，鼻中毛出，昼夜长五寸，渐如绳，痛不可忍，摘去复生。唯用乳石、硇砂②等分为丸，临卧服十丸，自落也。服丹石人忌食羊血，十年一食，前功尽亡。服地黄、何首乌诸补药者忌之。能解胡蔓草毒。脑，有毒，食之，发风病。和酒服迷人心，成风疾。男子食之，损精气少子。白羊黑头，食其脑，作肠痈。羊心有孔者勿食，能杀人。羊肺，三月至五月其中有虫，状如马尾，长二三寸，须去之。不去食之，令人痢下。肝，味苦，性寒。同猪肉及梅子、小豆食，伤人心。同生椒食，伤人五脏，最损小儿。同苦笋食，病青盲③。妊妇食之，令子多厄。羊腑和饭饮④久食，令人多唾⑤清水，成反胃，作噎病。凡煮羊肉用杏仁或瓦片，则易烂。同胡桃及莱菔煮，不臊。同竹䶉⑥煮，助味。以铜器煮食，男子损阳，女子暴下。白羊黑头、黑羊白头、独角者，并有毒，食之生痈。中羊肉毒者，饮甘草汤解之。过食羊肉伤者，多食枣子、草果可消。

【注释】

①百不一愈：疾病的痊愈概率不到百分之一。

②硇（náo）砂：是卤化物类矿物硇砂的晶体，等轴晶系，可入药。

③青盲：病证名。指眼睛外观正常，唯视力逐渐下降，或视野缩小，甚至失明的眼部疾病。

④腑（dǔ）：同"肚"，即动物的胃，可作饮食。饭饮：指煮饭时过滤出来的米汤，又名"米饮汤"。

⑤唾：呕吐之意。

⑥䶉（liú）：即竹鼠。

【原文】

黄牛肉

　　味甘，性温，微毒。食之发药毒，能病人。牛夜鸣则疒庸①，臭不可食。牛病自死者，血脉已绝，骨髓已竭，不可食之。误食，令人生疔暴亡，发瘤疾、疝癖、洞下②、疰病。瘟牛暴死者，不可食。独肝者有大毒，令人痢血至死。北人牛瘦，多以蛇从鼻灌，故尔。独肝水牛则无之，啖蛇牛，毛发白而后顺者是也。人乳可解其毒。自死白首者，食之杀人。疥牛，食之发痒。黄牛、水牛合猪肉及黍米酒食，并生寸白虫。同韭薤食、合生姜食，损齿。勿同栗子食。黑牛白头者大毒，勿食。水牛肉，味甘，性平，忌同黄牛。患冷人勿食。蹄中巨筋，多食，令生肉刺。牛乳，味甘，性微寒，生饮令人利，热饮令人口干气壅，温饮可也。不宜顿服③。与酸物相反，令人腹中症结。患冷气人勿食。同鱼食，成积。同醋食，生瘕。牛脂，味甘，温，微毒。多食，发瘤疾疮疡。牛脑，味甘，性温，微毒。热病死者，勿食其脑，令生肠痈。

牛肝勿同鲇鱼食，患风噎涎青。牛肠胃合犬肉、犬血食，病人。服仙茅者食牛肉、牛乳，令斑人鬓发。服牛膝人，亦忌食之。凡煮牛肉入杏仁、芦叶，则易烂。煮病牛入黄豆，豆变黑色者，杀人。中疔疥牛毒，用泽兰根，或甘菊根汁，或猪牙灰水服，或生菖蒲擂酒，或甘草汤解之。猪脂化汤，亦可解毒。过食牛肉所伤，以稻草和草果煎浓汤，多服可消。牛乃有功于世，仁人君子，必宜戒食。

【注释】

①瘉（yǒu）：通"庮"，腐朽木头的臭味。

②洞下：指洞泻、腹泻。即因阴寒内盛所致的泄泻，食已即泄。《圣济总录》卷七十四："洞泄谓食已即泄""阴盛生内寒，故令人腹脏内洞而泄"。证见心腹痛，大肠切痛，肠鸣食不化，手足厥冷，脚转筋等。

③顿服：指一种针对急性或变化迅速的疾病的服药方式。即一次将药物服完。

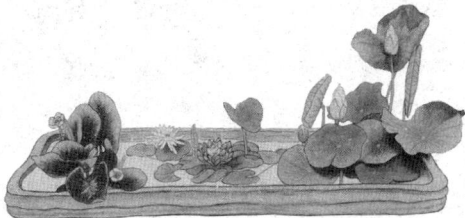

【原文】

狗肉

味酸咸，性温。服食人忌食。九月食犬伤神。反商陆。同生葱蒜食，损人。同菱食，生癫。白犬合海鲥①食，必得恶病。勿炙食，令消渴。妊妇食之，令子无声，且生虫。疫证及热病后食之，杀人。勿同鲤鱼、鳝鱼、牛肠食，令人多病。春末夏初多猘犬②，宜忌食。瘦犬、有病、发狂、暴死、无故自死者，有毒杀人。悬蹄犬，伤人。赤股而躁者、气躁犬目赤者，并不可食。白狗血和白鸡肉、乌鸡肉、白鸡肝、白羊肉、蒲子羹等食，皆病人。白犬乳酒服，能断酒。犬肾微毒，《内则》云：食犬去肾，不利人也。田犬长喙善猎。吠犬短喙善守。白犬虎纹、黑犬白耳，畜之家富贵。纯白者主凶，斑青者识盗而咬。凡食犬肉伤，用杏仁二三两，带皮研细，热汤二三盏拌匀，三次服。能使肉尽消。犬智甚巧，力能护家，食之无益，何必嗜③之。

【注释】

162　①鲥（yóu）：鱼类的一科，体形椭圆侧扁，头大，

有许多棘状突起，背部色淡黄带赤，有黑色及红
色斑纹，口大，尾团扇状，生活在近海。

②猘（zhì）犬：指狂犬、疯狗。

③嗜：指爱好、嗜好，通常指不好方面的兴趣。

【原文】

马肉

味辛苦，性冷，有毒。同仓米、稷米及苍
耳食，必得恶病，十有九死。同姜食，发气嗽。
同猪肉食，成霍乱。患疥疮下痢者，食必加剧。
妊妇食之，令子过月①难产。乳妇食之，令子
疳②瘦。马生角、无夜眼③、白马青蹄、白马黑
头者，并不可食，令人癫。马鞍下肉色黑，及
马自死者、形色异常者，并有毒，食之杀人。
马乳，味甘，性冷利，同鱼鲊食，作瘕。马肝
及鞍下肉，有大毒，食之杀人。刷牙用马尾，
令齿疏损。近人多用烧灰揩拭，最腐齿龈。马脑，
有毒，食之令人发癫。马血，有大毒，生马血
入人肉中，一二日便肿起，连心即死。有人剥
马伤手，血入肉，一夜致死。马肉上血洗不净，
食之生疔肿。马汗，有大毒，患疮人触马汗、

马气、马毛、马尿、马屎并令加剧。马汗入疮，毒攻心欲死者，烧粟干灰淋汁浸洗，出白沫乃毒去也。食马肉毒发而心闷者，饮清酒则解。饮浊酒则加，或饮芦根汁、或嚼杏仁、或煎甘草汤解之。中马肝毒者，猪骨灰、牡鼠屎、豆豉、狗屎灰、人头垢并水服可解。中疔疥马毒者，泽兰根汁、猪牙灰、甘菊根汁俱水服，或生菖蒲酒解之。马食杜蘅善走，食稻足重，食鼠屎腹胀，食鸡粪生骨眼。以僵蚕、乌梅拭牙，则不食，得桑叶乃解。挂鼠野狼皮于槽，亦不食。遇死马骨，则不行。以猪槽饲马、锻石泥马槽、马汗着门并令马落驹。系猕猴于厩，辟马病。马头骨埋于午地④，宜蚕。浸于上流⑤，绝水蜞虫。

【注释】

①过月：指孕妇生产超过预产期。

②痞：中医病证名，又称痞积，是一种慢性营养障碍性疾病。

③夜眼：即马膝上所生皮肤角质块，可供药用。主治卒死尸厥，龋齿痛。

④午地：交叉路口、十字路口。午，纵横相交。

⑤上流：指水的上流。

驴肉

味甘，性平。与荆芥茶相反，同食杀人。同凫茈①食，令人筋急。多食，动风，脂肥尤甚。屡试屡验。凡驴无故自死者、疫死者、力乏病死者并有毒，忌食。疥癞及破烂瘦捐者，食之，生疔肿。将热驴血和麻油一盏，搅去沫，煮熟成白色，亦一异也。妊妇食之，令子难产。勿同猪肉食，伤气。

骡肉

味辛苦，性温，有小毒。其性顽劣，肉不益人。多食，令人健忘。妊妇食之难产。骡大于驴，而健于马，其力在腰，其后有锁骨不能开，故不孳乳②。牡驴交马而生者，骡也。牡马交驴而生者，为駃騠③。牡驴交牛而生者，为駝騵④。牡牛交驴而生者，为驒騄⑤。牡牛交马而生者，为駏驉⑥。今俗通呼为骡矣。

【注释】

①凫茈（fú zǐ）：亦作"凫茨"。即荸荠。《后汉书·刘玄传》："王莽末，南方饥馑，人庶群入野泽，掘凫茈而食之。"

②孳（zī）乳：指繁衍、生育

③駃騠（jué tí）：亦作"駃题"，古时良马名，现为公马与母驴所生的杂种力畜，外貌偏似驴。

④驼騵（zhé mò）：骡属，公驴母牛杂交所育。

⑤骦驟（zhāi mēng）：动物名，公牛母驴杂交所育。

⑥驱驢（xū）：即公牛母马杂交所育。

【原文】

鹿肉

味甘，性温。二月至八月不可食，发冷痛。白臆①者、豹文者并不可食。鹿肉脯，炙之不动、及见水而动、或曝之不燥者并杀人。同雉肉、蒲白、鲍鱼、鲇鱼、鸡肉、生菜、鲫鱼、虾食，发恶疮。《礼记》云：食鹿去胃。鹿茸不可以鼻嗅之，中有小白虫，视之不见，入人鼻必为虫颡②，药不及也。不可近丈夫阴，令痿。鹿脂亦不可近阴。久食鹿肉，服药必不得力，为其食解毒之草故也。勿同猪肉食。

【注释】

①臆：胸膛之意。

②颡（sǎng）：额头。

【原文】

麋肉

味甘，性温。多食，令人弱房①，发脚气。妊妇食之，令子目病。不可合猪肉、雉肉、鲍鱼、鸡肉、菰蒲食，发痼疾。同虾及生菜、梅、李食，损男子精气。麋脂不可近阴，令痿。亦不可同桃李食。《淮南子》云：孕妇见麋，生子四目。

【注释】

①弱房：性功能减退。

【原文】

虎肉

味酸，作土气①，性热。正月食虎伤神。热食虎肉，伤人齿。多有药箭伤者，食者慎②之。虎鼻悬门中③，次年取熬作屑，与妇食之，便生贵子。勿令人及妇知，知则不灵。虎、豹皮上睡，令人神惊。其毛入疮有大毒。虎骨勿用中毒药箭者，能伤人也。虎夜视，一目放光，一目看物。声吼如雷，风从而生，百兽震恐。立秋始啸，仲冬始交④，虎不再交。孕七月而生，虎生三子，一为豹。其搏物⑤三跃不中，则舍之。食狗则醉，闻羊角烟则走，恶其臭也。虎，害人兽，而蝟鼠能制之。智无大小也。

【注释】
①作土气：有土的气味。
②慎：小心谨慎之意。
③门中：指门正中。
④交：此指交配之意。
⑤搏物：抓捕猎物。

【原文】

豹肉

味酸，性微温。正月勿食，伤神损①寿。豹肉令人志性粗豪，食之便觉，少顷②，消化乃定，久食亦然。豹脂合生发药，朝涂暮生。

广西南界有嗘腊虫③，食死人尸，不可驱逐，以豹皮覆之，则畏而不来。

野猪肉

味甘，性平。多食，微动风疾，不可同回鱼、鮎鱼食。青蹄者不可食，服巴豆药者忌之。岭南一种懒妇④，似山猪而小，善害田禾。唯以机轴纺织之器，置田所，则不复近也。

【注释】
①损：减少、降低。
②少顷：过一会儿。
③嗘（shà）腊：指一种虫的名称。《太平御览》卷八九二引《林邑国记》："西南界有嗘腊虫，食死人肉，豹皮覆尸，畏而不来。"
④懒妇：蟋蟀之别称。

【原文】

豪猪肉

味甘，性大寒，有毒。不可多食，发风令人虚羸，助湿冷病。

驼肉及峰脂

味甘，性温。能知泉源、水脉、风候，凡伏①流人所不知，驼以足踏处，即得之。流沙②夏多热风，行旅遇之即死。风将至，驼必聚鸣，埋口鼻于沙中，人以为验也。其卧而腹不着地，屈足露明③者，名明驼，最能行远。驼粪亦直上④如野狼烟。驼黄⑤，味苦，性平，微毒。似牛黄而不香，戎人以乱牛黄，而功不及之。

【注释】

①伏：本意指向下，此指地下。

②流沙：指沙漠。

③明：暴露。

④直上：垂直向上。

⑤驼黄：指骆驼的胆囊结石。

【原文】

熊肉

味甘，性平。十月食之伤神。患寒热积聚瘤疾者食之，令终身不除也。熊脂，味甘，性微寒。寒月则有，夏月①则无之。然灯烟损人眼，令失光明。熊掌难腝^②，得酒醋水三件同煮熟，即大如皮毬^③，且易软也。熊胆，春近首，夏在腹，秋在左足，冬在右足。熊行山中，必有跧伏之所^④，谓之熊馆。性恶秽物及伤残，捕者置此物于穴，则合穴自死。或为棘刺所伤，出穴爪之至骨，即毙也^⑤。

【注释】

①寒月：冬天。夏月：夏天。

②腝（ruǎn）：疑为软之意。

③皮毬：皮球。

④跧伏（quán）：指蜷伏。

⑤毙：指死亡。

【原文】

山羊肉

味甘，性热。疫病后忌食。妊娠食之，令子多病，肝尤忌之。

羚羊肉

味甘，性平。其角能碎佛牙、貘骨、金刚石。

烧烟走蛇虺也。

麂肉

味甘，性平。多食，发痼疾。妊妇食之，令胎堕[1]。

【注释】
①胎堕：流产。

【原文】

獐肉

味甘，性温。十二月至七月食之，动气，多食，发消渴及痼疾，瘦恶者勿食。同鸽食成瘕，同梅、李、生菜、虾食，并能病人。凡人心胆粗豪者，以其心肝食之，即减，胆小者食之，愈怯。

香獐肉

味甘，性温。蛮人食之，不畏蛇毒。脐名

麝香。忌大蒜。麝不可近鼻，有白虫入脑，患癫。久带其香透关，令人成异疾。能堕胎，消瓜果食积，辟蛇。

猪獾肉

味甘酸，性平。其耳聋，见人乃走，能孔地，食虫蚁、瓜果。其肉带土气。狗獾，性味与猯①相同，即猪獾。

兔肉

味甘辛，性寒。同白鸡肉及肝心食，令人面黄。同獭肉食，成遁尸病。与姜、橘同食，令人心痛、霍乱。忌同鹿肉、鳖肉、芥菜及子末食。十一月至七月食之，伤神气。兔死而眼合者杀人。食兔髌，多令人面生髌骨。《内则》云：食兔去尻②，不利人也。妊妇不可食，令子缺唇，主逆生。兔尻有孔，子从口③出，故妊妇忌之，非独为缺唇也。久食绝人血脉，损元气阳事，令人痿黄。兔肝亦勿与鸡芥、胡桃、柑橘同食。

【注释】

①猯（tuān）：指猪獾，形似小猪，体肥迟钝，食虫类。

②尻（kāo）：指兔的屁股。

③口：指兔子屁股上的孔。

【原文】

山獭肉

不宜食。其阴茎为补助要药，骨解药毒，研少许敷之，立消。

水獭肉

味甘咸，性寒。多食，消男子阳气。勿同橙橘、鸡肉、鸡子、兔肉食。其肝有毒。诸畜肝皆有定数①，唯獭肝一月一叶，十二月十二叶，其间又有退叶。或云猿獭无雌，以猿为匹，故猿鸣而獭候。

象肉

味甘淡，性平。多食，令人体重。象具百

兽肉，唯鼻是其本肉。象胆干了，上有竹文斑光腻。春在前左腿，夏在前右腿，秋在后左腿，冬在后右腿。牙近鼠类，鼠皮则裂。世人知然②犀可见水怪，而不知沉象可驱水怪。夏月合药，宜置象牙于傍。合丹灶③以象牙夹灶，得雷声乃能发光。

【注释】

①定数：指一定的叶数，即肝叶之数。

②然：同"燃"，即燃烧意。

③丹灶：炼丹用的灶。

【原文】

豺肉

味酸，性热，有毒。食之损人精神，消人脂肉，令人瘦。

狼肉

味酸，性热。《内则》云：食狼去肠，不利人也。其粪烧烟直上。

狐肉

味甘，性温，有小毒。《礼记》云：食狐去首，为害人也。人卒[①]暴亡，即取雄狐胆，温水研灌，入喉即活。移时者无及矣。

狸肉

味甘，性温。正月勿食，伤神。反藜芦、细辛。食狸去正脊，不利于人。狸类甚多，性味相同。

家猫肉

味甘酸，性温。肉味不佳，亦不入食品。畜之者以虎形利齿，尾长腰短，目如金银，上腭[②]多棱者为良。其睛可定时辰，子午卯酉如一线，寅申巳亥如满月，辰戌丑未如枣核也。其鼻端常冷，唯夏至一日则暖。性畏寒，不畏暑，能画地卜[③]食，随月旬上下啮鼠[④]，其孕两月而生。猫有病，以乌药水灌之，可愈也。

【注释】

①卒：立刻，马上。

②腭（è）：为口腔上壁，可分软腭和硬腭两部分。

③卜：预测。

④啮鼠：捕食老鼠。

【原文】

貉肉

味甘，性温。貉逾汶即死，土气使然也。其耳亦聋，与獾猯性味相同。

野马肉

味甘，性平，有小毒。食之无益。如家马肉，但落地不沾沙耳。

犀肉

味苦酸咸，性寒。妊妇勿服，能消胎气。凡蛊毒之乡，饮食中以角搅之，有毒则生白沫。以之煮毒药，则无毒也。忌盐。

老鼠肉

味甘，性热。误食鼠骨，能令人瘦。鼠涎^①有毒，若饮食收藏不密，涎坠其中，食之令人生鼠瘘，或发黄如金。鼠粪有小毒，食中误食，令人目黄成疸。被鼠食残之物，人忌食之。

【注释】

①涎：唾液。

【原文】

土拨鼠肉

味甘，性平。虽肥而煮之无油味。多食，难克化，微动风。

貂鼠肉

味甘，性平。其毛皮寒月服^①之，得风更暖，着水不濡^②，得雪即消，拂面如焰。尘沙迷目，拭眯^③即出。近火则毛易脱。

黄鼠肉

味甘，性平。昔为上供，今不甚重之。多食，能发疮。

黄鼠狼肉

味甘，膻臭，性温，有小毒。不堪食。

猥肉

味甘，性平。误食其骨，令人瘦劣④。诸节渐小。

【注释】
①服：做衣服穿。
②濡：湿润。
③眯（mí）：物进入眼睛里。
④瘦劣：瘦弱。

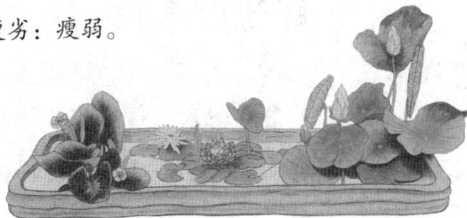

【原文】

诸肉有毒

六畜自死首北向、诸畜带龙形、六畜自死口不闭、六畜疫病疔疥死、兽歧尾、诸兽赤足、诸畜肉中有米星、兽并头、禽兽肝青、诸兽中毒及药箭死、脯沾屋漏、米瓮中肉脯、六畜肉热血不断、祭肉自动、诸肉经宿未煮、六畜五脏着草自动、脯曝①不燥、生肉不敛水、六畜肉得咸酢不变色、肉煮熟不敛水、肉煮不熟、六畜肉堕地不沾尘、肉落水浮、肉汁器盛闭气、乳酪煎脍、六畜肉与犬不食者，以上并不可食，杀人。轻则病人，生痈肿疔毒。诸脑损阳滑精。经夏臭脯痿人阴，成水病。诸脂然灯损目。春不食肝，夏不食心，秋不食肺，冬不食肾，四季不食脾。

解诸肉毒

伏龙肝末、本畜干屎末、黄柏末、赤小豆烧末、东壁土末、头垢一钱，起死人②，白扁豆末并水服。饮人乳汁，豆豉汁服之，亦能解之。药箭毒，以大豆煎汁或盐汤。食肉不消，还饮本汁，或食本兽脑即消。

【注释】

①曝：疑为曝。六畜：即为猪、马、牛、羊、狗、鸡。

②死人：中动物肉毒而致其昏迷之人。

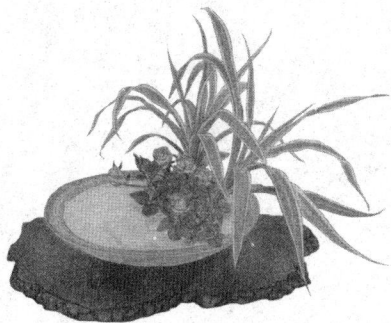

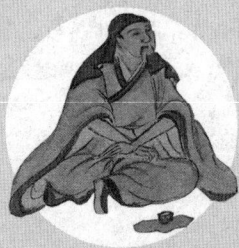

饮食须知